内分泌疾病的检验诊断与临床

主编　蒋　健　张一鸣
　　　董一善　何浩明

上海交通大学出版社

内容提要

  本书分7章:内分泌基础、内分泌腺的解剖和组织学、激素分泌的控制及作用机制、内分泌疾病的激素测定项目及意义、内分泌疾病的特种检验项目及意义、免疫学测定技术与分子生物学在医学检验中的作用、内分泌疾病的检验诊断及临床。

  本书适用于内分泌科、内科、检验科等医师和广大临床医师参阅,也适用于高等医学院校医疗系、检验系等广大师生参阅。

图书在版编目(CIP)数据

内分泌疾病的检验诊断与临床 / 蒋健等主编. —上
海:上海交通大学出版社,2016
ISBN 978 - 7 - 313 - 15472 - 9

Ⅰ. ①内… Ⅱ. ①蒋… Ⅲ. ①内分泌病-医学检验②
内分泌病-诊疗 Ⅳ. ①R58

中国版本图书馆 CIP 数据核字(2016)第 165202 号

内分泌疾病的检验诊断与临床

主　　编:蒋　健　张一鸣　董一善　何浩明

出版发行:上海交通大学出版社	地　　址:上海市番禺路 951 号
邮政编码:200030	电　　话:021 - 64071208
出 版 人:韩建民	
印　　制:上海天地海设计印刷有限公司	经　　销:全国新华书店
开　　本:787 mm×960 mm　1/16	印　　张:12
字　　数:186 千字	
版　　次:2016 年 7 月第 1 版	印　　次:2016 年 7 月第 1 次印刷
书　　号:ISBN 978 - 7 - 313 - 15472 - 9/R	
定　　价:38.00 元	

内分泌疾病的检验诊断与临床

主　编　蒋　健　张一鸣　董一善　何浩明

（排名不分先后）

副主编　徐　宁　高云明　徐承来　李家靖　崔文贤

　　　　张　铭　袁小松　刘忠伦

作者单位：

　　　　蒋　健　南京医科大学附属常州妇幼保健院

　　　　张一鸣　南京医科大学附属常州妇幼保健院

　　　　董一善　南京医科大学附属常州妇幼保健院

　　　　何浩明　江苏省连云港市第一人民医院

　　　　徐　宁　江苏省连云港市第一人民医院

　　　　高云明　江苏省连云港市第二人民医院

　　　　徐承来　江苏省连云港市第二人民医院

　　　　李家靖　连云港市第二人民医院

　　　　崔文贤　江苏省常州市第七人民医院

　　　　张　铭　南京医科大学附属常州妇幼保健院

　　　　袁小松　南京医科大学附属常州妇幼保健院

　　　　刘忠伦　江苏省连云港市第一人民医院

前　　言

　　内分泌疾病是临床上的常见病、多发病。随着我国医疗科学事业的迅猛发展,基础医学尤其是免疫学及分子生物学的技术在医学检验领域中取得突破性的进展。面对新进展,一个普通的临床医师,他(她)们迫切需要有一本能提高内分泌疾病检验与临床的参考书。为此,编著者参考了国内外大量的医学文献,撰写了这本《内分泌疾病的检验诊断与临床》,以供广大医务工作者在诊治工作中做参考。

　　本书分7章,第一章介绍内分泌基础;第二章介绍内分泌腺的解剖和组织学;第三章介绍激素分泌的检测及作用机制;第四章介绍内分泌疾病的测定项目及意义;第五章介绍内分泌疾病的特种检验项目测定及意义;第六章介绍免疫学测定技术与分子生物学在医学检验中的应用;第七章介绍内分泌疾病的检验诊断与临床。

　　由于本书主要供临床医师参阅,故对试验只介绍方法、适应证及正常值和临床意义,而不叙述操作方法。本书内容力求反映新的科学事业的发展,以为临床上进一步开展工作所需。

　　一般内分泌疾病的专著及教科书,系统性及理论性较强,这对于一个内分泌的诊治医师来说无疑是必要的。但若能将基础知识和临床实践应用加以联系,融会贯通,既有理论指导又有临床实际应用的本领,能在实际工作解决疑难杂症,这更是一个十分有益的尝试。

当前,内分泌疾病的实验诊断日新月异,在本书与读者见面时,仍会有较多的新的内容未能及时添入,只能留在再版时修正了,请广大读者谅解。

本书适合于高等医学院校检验系、医疗系师生和广大医疗工作者阅读。由于编著者水平有限,加上时间紧、任务重,本书存在的疏漏和不妥之处,欢迎广大读者批评指正。

本书在编写的过程中,参阅了大量的国内外有关文献资料,在此对有关作者表达真挚的谢意和崇高的敬意。同时,本书的出版还得到上海交通大学出版社的大力支持,在此一并致谢!

目　　录

第一章　内分泌基础 ……………………………………………… 1
　第一节　临床内分泌的发展简史 ………………………………… 1
　第二节　内分泌概述 …………………………………………… 4

第二章　内分泌腺的解剖和组织学 …………………………… 13
　第一节　脑垂体 ………………………………………………… 13
　第二节　甲状腺 ………………………………………………… 16
　第三节　甲状旁腺 ……………………………………………… 18
　第四节　肾上腺 ………………………………………………… 19
　第五节　胰的内分泌部——胰岛 ……………………………… 22
　第六节　卵巢 …………………………………………………… 23
　第七节　睾丸 …………………………………………………… 24
　第八节　松果体 ………………………………………………… 25
　第九节　胸腺 …………………………………………………… 27
　第十节　胃肠道内分泌细胞与 APUD 细胞系统 ……………… 29

第三章　激素分泌的控制及作用机制 ………………………… 30
　第一节　垂体激素分泌的控制 ………………………………… 30
　第二节　靶腺激素分泌的控制 ………………………………… 31
　第三节　神经递质与激素分泌 ………………………………… 32
　第四节　激素分泌的周日节律 ………………………………… 33
　第五节　激素受体 ……………………………………………… 33

第四章 内分泌疾病的激素测定项目及意义 ·················· 37

第一节 肾上腺皮质激素测定 ·················· 37

第二节 儿茶酚胺类激素测定 ·················· 44

第三节 性激素测定 ·················· 46

第四节 甲状腺激素测定 ·················· 53

第五节 环磷苷酸测定 ·················· 61

第六节 肽类激素测定 ·················· 64

第七节 前列腺素测定 ·················· 72

第八节 垂体激素测定 ·················· 76

第九节 下丘脑测定 ·················· 84

第十节 有关糖尿病激素检测 ·················· 87

第五章 内分泌疾病的特种检测项目及意义 ·················· 93

第一节 血清蛋白结合碘测定 ·················· 93

第二节 甲状腺激素结合试验(THBT) ·················· 94

第三节 游离甲状腺素指数和有效甲状腺素比值 ·················· 96

第四节 红细胞甲状腺素浓度测定 ·················· 97

第五节 甲状腺激素结合球蛋白测定 ·················· 97

第六节 甲状腺摄^{131}I(^{131}碘)率 ·················· 98

第七节 三碘甲腺原氨酸抑制试验 ·················· 100

第八节 过氯酸盐排泄试验 ·················· 101

第九节 甲状腺闪烁扫描 ·················· 102

第十节 基础代谢率 ·················· 103

第十一节 肾小管对磷重吸收率 ·················· 104

第十二节 磷廓清率 ·················· 105

第十三节 钙耐量试验 ·················· 106

第六章 免疫学测定技术与分子生物学在医学检验中的应用 ·················· 107

第一节 免疫学测定技术的新进展 ·················· 107

第二节　分子生物学在医学检验中的应用 ………………………… 113

第七章　常见内分泌系统疾病的检验诊断与临床 …………… 119

第一节　单纯性甲状腺肿 …………………………………………… 119

第二节　甲状腺功能亢进症 ………………………………………… 120

第三节　甲状腺功能减退症 ………………………………………… 126

第四节　甲状旁腺功能亢进症 ……………………………………… 128

第五节　甲状旁腺功能减退症 ……………………………………… 131

第六节　尿崩症 ……………………………………………………… 133

第七节　糖尿病 ……………………………………………………… 135

第八节　垂体瘤 ……………………………………………………… 138

第九节　肥胖症 ……………………………………………………… 141

第十节　生长激素缺乏性侏儒症 …………………………………… 143

第十一节　嗜铬细胞瘤 ……………………………………………… 145

第十二节　肢端肥大症 ……………………………………………… 147

第十三节　原发性醛固酮增多症 …………………………………… 149

第十四节　低血糖症 ………………………………………………… 152

第十五节　库欣综合征 ……………………………………………… 154

第十六节　多囊卵巢综合征 ………………………………………… 156

第十七节　围绝经期综合征 ………………………………………… 159

第十八节　高尿酸血症与痛风 ……………………………………… 164

第十九节　骨质疏松症 ……………………………………………… 167

第二十节　自身免疫甲状腺炎 ……………………………………… 169

第二十一节　甲状腺结节 …………………………………………… 170

第二十二节　水、钠代谢失常 ……………………………………… 173

参考文献 …………………………………………………………… 177

中英文名词索引 …………………………………………………… 178

第一章 内分泌基础

第一节 临床内分泌的发展简史

在古代即有内分泌疾病。因此,内分泌疾病古来有之,只是我们对它是否认识而已。有许多内分泌疾病患者,在马路上都会遇到,如古代关于有两性畸形的记载,当时只是根据医生的经验,但并不知道其中的道理。又如糖尿病,即消渴病,众人发现糖尿病患者尿液在地上有许多蚂蚁围拢,因此就可以证实该人患有消渴病。瘿病主要是地方性甲状腺肿,中医学的认识,直到现在其论点还是明确的。从古代名医张仲景、孙思邈开始,当时虽然没有什么实验室检查,但他们的临床观察是十分细致的。比如说,他们知道糖尿病患者有多饮多尿的现象,而且注意到患者的尿滴在鞋上,干后成白色沉淀,蚂蚁爬到上面去采食。这种观察说明,他们作为临床医师,观察是十分敏锐的。

内分泌学真正成为一门临床学科是在 19 世纪后半叶。当时内分泌学研究,一方面是依靠临床观察及很简单的化验检查;另一方面是形态学观察,即病理解剖学。所有的贡献都是这样搞出来的。不管是阿狄森病,还是桥本病等都是如此。就拿阿狄森病来说,如果没有尸体解剖,是弄不清楚的。通过临床检查我们可以证实色素沉着、肌无力、低血压等症状,尸检证实有肾上腺萎缩或结核病变,这两种手段都非常必要。许多内分泌疾病都是这样发掘成一个独立病种的。比如肢端肥大症,临床上发现手足肥大、下颌前突等,尸检可以证实垂体有肿瘤。

20 世纪初期,为实验内分泌学的开始。有两个主要手段:一是切除动物的某个腺体,观察动物会出现什么症状或现象;二是把腺体的提取物注射入切除腺体动物的体内,视其能否纠正病态和恢复正常功能,或移植一个同体的腺体,使其功能得到恢复。这一阶段,就是利用这种手段进行实验研究的。幼小动物切除垂体,就停止了生长,注射了垂体提取物,就又可继续生长。这些都是在此阶段开始的实验内分泌研究工作。当时就有几个简单的激素提出来了,如肾上腺素就是第一个被知道其化学结构并能人工合成的激素,第二个激素就是胰泌素的发现。以后又有人阐明了碘缺乏与甲状腺肿大的关系,这一阶段是实验内分泌学阶段。

1921年发现了胰岛素。继而有许多激素被提取出来,而且每一种激素被提取出来,就会发现新的病种。如使用胰岛素过量,会出现低血糖,不久就有人发现没有接受胰岛素的人,也会出现这种症状,说明胰岛本身分泌胰岛素过多,一些人死于低血糖,尸检发现胰岛瘤,以后对这样的病人进行手术探查,发现了胰岛瘤,把肿瘤切除后,病人就痊愈了。这就是现阶段证实的自发性低血糖和高胰岛素血症。以后还强化了甲状旁腺激素、雌激素等。

20世纪30年代内分泌学得到发展。最好的例子是对甲状旁腺功能亢进的诊断和治疗,当时有一个患者有典型的甲状旁腺功能亢进症状,经过各种治疗,均无好转,有人给他注射甲状旁腺提取物,注射后,仍无好转。后来将一个猝死病人的甲状旁腺移植到病人身上,结果还是不起作用。根据以上几点,认为甲状旁腺病变可能不是代偿性的。于是采取另外一种手段,就是检查甲状旁腺,将肿大的甲状旁腺切除,结果在2个月后,病人就能下床活动。手术前尿中有许多钙沉淀,手术后几天,尿就清澈透明了,这是一个成功地诊断和治疗甲状旁腺功能亢进的例子。在20世纪30年代,内分泌学是多方面发展的,除了甲状旁腺,还有肾上腺,这也有一段曲折的过程,特别是肾上腺皮质功能低下。阿狄森很早就报道了这种病,肾上腺遭到破坏,或因结核,或因自身免疫所致。当时提出可注射肾上腺素治疗,这显然是错误的,引起本病的主要原因是肾上腺皮质类固醇的缺乏所致。

20世纪40年代固醇类激素研究进入鼎盛时期,内分泌的研究进入了以肾上腺皮质激素为主的类固醇激素的研究阶段。

20世纪50年代肽类激素化学结构的研究开始。多肽激素中一级结构被弄清楚并被合成出来的头两种激素是加压素和催产素,当时是一个极大的贡献。在当时技术方面的重要贡献是 Yallon 和 Berson 创建的放射免疫分析(RIA)法。1960年开始胰岛素的放射免疫分析。这个方法有高度的特异性和灵敏性。这就改变了生物化学定量测定的水平,过去最多只能测到微克(μg)水平,用放射免疫分析可测到纳克(ng)甚至皮克(pg)水平,这是任何化学方法所做不到的,由此促进了许多多肽激素的研究工作。

20世纪60年代肽类激素化学研究继续发展。下丘脑激素出现在20世纪60年代,在多肽激素生化研究深入发展的同时,神经内分泌研究开始了,下丘脑激素开始引人注意。国外有学者认为内分泌和神经系统有密切的联系。我们知道,昆虫有脑激素,这是神经内分泌的开始。尿崩症是典型的神经内分泌疾病,加压素和催产素都是下丘脑分泌的,垂体后叶只是储存部位。此外,这两种激素是在与蛋白质结合的形式下从下丘脑运输到垂体的,这说明,激素也包括神经细胞分泌的激素。在未释放出来发生作用时,是以一个囊泡的状态被包裹起来,这些包含激素的小泡在电镜下可见。当它们被运用到靶器官才能释放出来而发挥作用。关于多肽激素的作用机制,国外有学者提出的环一磷酸腺苷(cAMP)是激素作用第二信使的学说。

20世纪70年代神经内分泌学大发展。美国学者对下丘脑激素的研究做出了贡献。他们明确并发现了TRH、LRH的化学结构,开展了神经内分泌的研究。这些激素的发现,不仅说明这些由下丘脑神经细胞分泌的激素可以控制调节垂体的激素,还可以对甲状腺、肾上腺,甚至上纤对大脑发挥作用,这是过去注意不够的。近几年对激素的上纤作用受到重视。已证实,雌激素在大脑有受体,也就是说,雌激素不只是对子宫黏膜、性器官有生理作用,对神经系统也有作用,至少可以肯定性行为就是性激素对大脑发生作用的结果。从大脑分离出来的神经肽还有P物质、神经紧张素、内啡肽、ACTH类似肽等。还有一些激素是先从胃肠道分离出,以后又证明也存在于脑中,如缩胆泌素、胃泌素、胃动素和血管活性肠肽等。最近的资料表明,这些激素并不仅存在于脑和肠胃,而是广泛存在于身体许多组织中,也称神经内分泌激素。

20世纪80年代神经内分泌免疫网络研究兴起。神经内分泌学在20世纪80年代继续发展。用人胚大脑神经元体外培养研究证明,甲状腺激素对神经元的生长、分化有重要影响,这种影响是通过神经细胞核T受体而发挥的。这样,地方性克汀病患者智力低下的机制从细胞学水平得到了进一步的阐明。大量的研究证明,各种激素,包括神经肽类激素、甲状腺激素及性激素、肾上腺皮质激素的作用都是通过靶细胞受体而完成。单克隆抗体和受体的研究大大地推动了这一时内分泌学的发展,兴起了神经内分泌免疫网络系统的研究。许多研究证明,免疫细胞不仅有神经肽类受体,还能合成神经肽。随着免疫学的发展,许多内分泌疾病的免疫发病机制将会得到进一步的阐明。

20世纪90年代对一些非内分泌器官的再认识。人类对内分泌学的认识是由浅入深的,过去认为是单纯的消化器官的胃肠道已被认为有激素的分泌。大脑也是具有内分泌功能的器官。近年来,还证明心脏也是一种内分泌器官,心房肌细胞含有丰富的神经分泌颗粒,心房提取物和分泌颗粒分离产物能产生强有力的利尿和排钠作用,称心房肽或心钠素。研究证明,心房肽有调节体内水盐平衡的作用,在心、肾及内分泌疾病的发病中有重要意义。研究证明,心房肽有抑制醛固酮合成分泌的作用,有可能在原发性醛固酮症中起辅助治疗作用。同时,对代谢性骨病的研究也在快速发展。除了甲状旁腺激素(PTH)、降钙素和$1.25(OH)_2D_3$等钙磷代谢调节激素的深入研究外,还陆续地发现许多与骨代谢的有关因子,如骨连素、骨钙素、骨趋化因子、骨形态发生蛋白等。这些因子和各种激素的相互作用与骨莖质的形成、骨矿化和骨再建的关系已成为代谢性骨病的研究趋向。一些非内分泌器官黏膜上皮间可检出多种内分泌细胞,这是免疫组织化学在内分泌学中应用的结果。例如,子宫内膜、宫颈黏膜和支气管黏膜上皮间可检出生长抑素、降钙素、5-羟色胺(5-HT)等各种内分泌细胞,它们的作用和存在的意义已吸引更多研究者的关注。

(蒋　健　徐　宁)

第二节　内分泌概述

一、内分泌的基本概念

内分泌系统和神经系统在机体不同的细胞和组织间起着传递信息、调节机体功能的作用。内分泌与那些通过汗腺或消化道向机体外部分泌某种物质的外分泌相反,是生物活性物质向机体内部的分泌。经典激素的定义是:内分泌腺体分泌的一种物质,经血液循环到达其靶组织,调节靶组织的功能。随着医学科学的发展,上述传统的内分泌概念也得到了发展。人们发现一些非激素的分子起着激素的作用,而一些非内分泌系统的组织可以产生和释放激素。近年来,"旁分泌"(paracrine)和"自分泌"(autocrine)的概念丰富了传统的内分泌范畴。当激素释放后未进入血液循环,仅通过组织间液压局部发挥作用时,称为旁分泌。如性类固醇物质在卵巢、血管紧张素Ⅱ在肾脏的作用及血小板释放的血小板源生长因子对血管内皮和血管平滑肌细胞的作用等。旁分泌的一种特殊类型是"近分泌"(juxtacrine),即某一细胞表面的激素可直接作用于近旁细胞,如促红细胞生长的生长因子的作用。激素也可以作用于分泌它自身的细胞,这种现象称自分泌,如胰岛β细胞分泌的胰岛素可抑制同一β细胞的胰岛素分泌,生长抑素(somatostatin, SS)可抑制分泌它的胰岛D细胞分泌生长抑素。由癌细胞产生的癌茎因(onco gen)的"自分泌"对癌细胞分化和过度生长起着十分重要的作用。

二、内分泌激素的分类

按分子结构分为两大类。第一类是蛋白质(包括糖蛋白)、肽类激素或其衍生物如氨基酸类似物,多肽类激素是特异mRNA直接转录的产物、大的前体蛋白质的裂解产物或经修饰的肽类、儿茶酚胺和甲状腺激素是氨基酸的衍生物;另一类是类固醇激素和维生素D,来源于胆固醇;廿烷类如前列腺素和白三烯来源于脂肪酸。

经典的内分泌腺体和主要激素有:① 下丘脑的神经分泌细胞,视上核及室旁核神经分泌细胞主要分泌血管加压素(抗利尿激素)、催产素;促垂体区域神经分泌细胞分泌促甲状腺激素释放激素、促黄体生成素释放激素、促肾上腺皮质激素释放因子、生长激素释放因子等。② 垂体前叶为人体重要的内分泌腺体,所分泌的激素有:促甲状腺素、促肾上腺皮质激素、促性腺激素(促卵泡刺激素和黄体生成素)、生长激素、泌乳素、黑色素细胞刺激素。受垂体前叶控制的周围内分泌腺(垂体的靶腺)有甲状腺分泌甲状腺素和三碘甲状腺原氨酸;肾上腺皮分泌醛固酮、糖皮质激素和性激素;男性性腺——睾丸分泌睾酮;女性性腺——卵巢分泌雌激素和黄体酮。此外,还有一些内分泌腺体不受垂体分泌的激素控制的调节,这些腺体有胰岛的B细胞分泌的胰岛素,胰岛A2细胞分泌的胰高血糖素,甲状旁腺分泌的甲状旁腺素,肾上腺髓质分泌的肾上腺素和去甲肾上腺素。另外,尚有一些非内分泌器官的细胞也分泌一些化学物质,在不同水平调节各种生理功能,如甲状腺滤泡细胞分泌降钙素、胃肠道黏膜分泌的促胃液素(胃泌素)、胰泌素、胆收缩素等。肾小球旁细胞分泌肾素,心房细胞分泌心钠素(心房肽),以及身体许多部位的细胞都可以分泌前列腺素、内皮缩血管肽素(内皮素)等生物活性物质。

三、内分泌激素的作用

两类激素各自作用于不同类型的受体。多肽及一些氨基酸类生物活性物质作用于细胞膜上特异性受体。一旦激素与受体结合,细胞内的信号传递即开始启动。活化的细胞表层受体通过不同的第二信使将生物信号放大和分散而传递信息,目前被认为是第二信使的物质有 cAMP、环鸟苷-磷酸(cGMP)细胞内游离钙离子、二酰基甘油、酪氨酸蛋白激酶等。许多肽类激素的基本信息传递是通过蛋白质磷酸化的调节来实现的。由此肽类激素可以快速改变细胞酶的结构和功能,并稍缓慢地改变基因转录以调节酶蛋白的浓度。生物源性氨基酸的功能与肽类激素类似。

甾体类、甲状腺素、维生素 A 及维生素 D 的作用机制相似,这类激素穿过细胞膜作用于细胞质内受体。通过与靶基因的 DNA 识别位点结合的结构相关受体,改变细胞蛋白原始酶的浓度,调节生理反应赖以存在的代谢活动。

在人的一生中,激素对机体各个系统的组织和器官的生理活动都有影响。现将激素对人体作用的一般类型简要概括如下:

(一)对机体生长发育的影响

参与机体生长发育调节的激素很多,生长激素和甲状腺激素的作用最明显。它们刺激全身各器官组织的生长和发育,甲状腺激素还对神经系统的发育起着至关重要的作用。相反,某些激素则抑制生长发育。

(二)对代谢的影响

激素调节人体化学物质的代谢。胰岛素、胰升糖素、生长抑素、生长激素、儿茶酚胺、糖皮质激素等调节糖、脂肪、蛋白质及核酸的代谢。

(三)对心血管和肾脏的调节作用

激素非常广泛地影响心血管和肾的功能。肾素血管紧张素系统、心房肽、内皮缩血管肽素、儿茶酚胺、糖皮质激素、甲状腺激素等都可以影响这两个重要脏器的功能活动。

（四）对矿物质和水代谢的调节

血浆渗透压和水平衡的主要调节激素是血管加压素。盐皮质激素醛固酮是血浆钠钾离子的主要调节因素。此外，心钠素、胰岛素、儿茶酚胺、血管紧张素Ⅱ和甲状旁腺激素也参与调节。甲状旁腺激素、维生素D、雌激素、糖皮质激素等对钙、磷代谢及骨骼系统的影响也是十分明显的。

（五）对生殖系统的影响

内分泌系统的许多激素都参与生殖系统的发育和功能调节。垂体促性腺激素-性腺轴是最重要的调节激素。生长激素、甲状腺激素、肾上腺皮质激素都能影响性腺的发育和生理功能，从而参与生殖系统的功能调节。

（六）对中枢神经系统的影响

激素调节中枢神经系统的许多活动，如情绪、欲望和记忆等。甲状腺激素、糖皮质激素、儿茶酚胺等的水平与神经系统活动密切相关。

（七）对免疫系统的影响

糖皮质激素、性腺激素对免疫系统的影响非常明显，它们可抑制免疫反应。此外，甲状腺激素、生长激素、儿茶酚胺、泌乳素及其他许多激素都参与影响免疫系统功能。

四、内分泌功能的调节

（一）内分泌系统的联系网络

1. 垂体-靶腺轴

垂体-靶腺轴是最经典的内分泌反馈调节模式，包括下丘脑-垂体-甲状腺轴、下丘脑-垂体-肾上腺轴和下丘脑-垂体-性腺轴。上一级腺体通过分泌释放抑制激素或促激素调节下级或靶腺的功能，而靶腺分泌的激素如左旋甲状腺素（T_4）在垂体转化成活化的 T_3，T_3 与垂体细胞核的 T_3 受体结合后抑制促甲状腺激素（TSH）的基因转录，也抑制垂体促甲状腺激素释放激素（TRH）受体的合成从而减少对 TRH 的反应。此外，T_3 还直接抑制 TRH 的合成。反之，当甲状腺激素浓度下降时，这种反馈抑制解除，TRH 和 TSH 的合成增加，刺激甲状腺激素的合成。这一调节机制使内分泌系统成为一个非常敏感的系统,能够产生适当的变化并及时回复到稳态设定点。

2. 平行腺体之间的联系

内分泌腺体之间存在着密切联系,不同的内分泌激素之间也有相互制约相互调节的作用,如醛固酮增多时,肾素的活性明显受抑制。

3. 激素和受体之间的调节

内分泌激素的受体通过改变受体数目,如受体的"降调节"或"升调节"来调节激素的作用。如胰岛素明显增多时,胰岛素受体的数目减少,受体的亲和力下降。

4. 激素调节的某些化学物质

这些物质也可调节激素的分泌,如血浆钙离子水平受甲状旁腺素的调节,而升高的钙离子水平也可抑制甲状旁腺素的合成和释放。

5. 神经-内分泌-免疫网络

神经系统与内分泌系统的不同之处是通过神经纤维将传递信息的神经递质输送到靶组织。也有许多共同之处存在于这两大系统之间。比如,同一个分子可以既是神经递质又是激素,如肾上腺素。许多内分泌激素产生于神经系统如 TRH、促肾上腺皮质激素释放激素(CRH)等,它们除有典型的内分泌系统作用外还有神经递质的作用,并在脑内许多神经细胞的表面有它们特异性受体存在;激素和神经递质都可存在于许多非内分泌或神经组织中;神经递质和激素的作用机制也很相似,它们都利用同样的细胞内信息传导通路如环磷酸腺苷、钙离子、蛋白激酶 C 和磷酸肌醇转化来调控细胞内活动。同样,免疫系统和内分泌系统也有许多相似之处和相互交叉之处,如免疫系统释放的细胞因子有刺激生长的作用,而一些典型的内分泌激素如促肾上腺皮质激素(ACTH)、泌乳素(PRL)却是由免疫系统的细胞分泌的。且许多内分泌激素,如甲状腺激素、生长激素、儿茶酚胺,可影响免疫或炎症的过程。一些内分泌疾病,如 Graves 病的发病机制中就有 TSH 受体抗体及许多细胞因子、白细胞介素参与。综上所述,神经、内分泌、免疫这三大系统之间存在着十分密切的联系。免疫系统调节机体的内环境,同时受中枢神经系统的控制和内分泌系统的调节;激素作用于免疫细胞,影响免疫系统功能,免疫系统通过其分泌的细胞因子影响激素的分泌。它们共同调节机体生长、发育的过程,也共同参与许多疾病的病理生理过程。

（二）内分泌调节模式

1. 反馈调节

反馈环将那些相互分开的器官,联结成一个整体。下丘脑的促激素释放因子使脑垂体的促激素如促肾上腺皮质分泌,作用于靶腺引起靶腺激素分泌增加,增加的靶腺激素如糖皮质类固醇反馈性抑制垂体的促激素和下丘脑的释放因子分泌,构成了一个完整的反馈调节环路。反馈活动不仅通过类固醇、甲状腺激素来实现,还可通过肽类和离子来完成。如垂体促性腺激素是通过卵巢类固醇激素雌激素和多肽类激素进行负反馈调节的。钙离子的血浆浓度可反馈抑制甲状旁腺激素(PTH)的合成和释放。

2. 综合代偿反应

有许多生理反应需要许多不同类型的细胞和器官的协同参与。这种反应需要某一激素作用在不同部分和引起多种反应,由此产生出整体效应。在这种反应中某一激素要调节其他激素的合成和作用,神经系统也被整合进这种全身反应中。这种综合反应包括应激、饥饿和生殖活动。

3. 周期和节律

已证实神经系统节律存在于反馈环中并与应激反应协同出现,许多垂体激素呈频率为 15～60 min 的脉冲式分泌,长节律与脉冲式节律相叠加。这种脉冲式分泌的意义在于避免靶细胞上受体的降调节,最大限度地发挥激素的作用。ACTH 和经常性可的松的分泌呈昼夜节律,即清晨的分泌量至少是傍晚的 2 倍。生长激素则在深睡眠时出现一天中的分泌高峰。在生长发育的不同阶段也可出现周期性变化。因此,在测定激素水平时必须考虑处于这些节律和周期的哪一阶段。

五、内分泌疾病

内分泌激素缺乏状态是内分泌紊乱的最常见的原因。不同的病理变化使分泌腺体受损或被破坏。如器官的发育缺陷、生化酶的先天缺乏、免疫介导的结构破坏、赘生物、感染、出血、营养障碍及供血障碍等。内分泌腺体衰竭可能急性出现,症状迅速加重,也可缓慢出现症状而以体态改变为著。某一腺体的功能低下仅由于一种激素缺乏。而下丘脑或垂体功能障碍时引起的多系统功能紊乱则是由于包括甲状腺激素在内的多种激素缺乏引起的。某些腺体功能低下还可由于激素受体及信息传递机制缺陷所致。这种缺陷可以是遗传性的或是获得性的。甲状旁腺激素(PTH)受体后 GaS 的缺陷导致对 PTH 无反应的假性甲状旁腺功能低下。由于受体和受体后缺陷是以激素抵抗为特征的，因此不能形成反馈，从而使腺体增大，循环中激素水平增高出现在功能低下状态。

激素过量产生及这种过量产生的激素使正常反馈消失，这种状态最常发生于增生和自身免疫性疾病。后者是由于抗受体的自身抗体起激素类似物的作用。内分泌腺的肿瘤特征性地由起源细胞产生过量的激素，其功能不再受正常的反馈调节。某些肿瘤，如产生 ACTH 的垂体瘤仍受反馈调节，但需高浓度皮质醇来抑制 ACTH。

异源性内分泌综合征正常时不能产生激素的组织和细胞，当发生肿瘤时可产生激素或激素样物质，而发生特定的内分泌综合征。由癌瘤产生的激素或激素样物质种类繁多，多为肽类或蛋白质激素。癌瘤产生异源激素的机制可能是由于这些肿瘤起源于胺前体摄取和脱羧(APUD)细胞、肿瘤细胞的异常蛋白的合成与代谢，以及肿瘤细胞恢复原始自分泌功能。恶性肿瘤的发病率随年龄增加而上升，故异源性激素综合征常见于老年患者，并常常出现在恶性肿瘤的早期。因此，在内分泌疾病的诊断和鉴别诊断时应特别予以重视。

许多内分泌病源于基因变异。一些生物合成酶的基因缺失将导致功能低下状态，如甲状腺过氧化物酶或脱碘酶的基因缺失导致甲状腺功能低下。受体缺陷不太常见，而其检测手段也是近年才开始应用。最常见的内分泌异常糖尿病具有遗传特性，但其分子基础尚不明了。自身免疫性内分泌病也具有免疫遗传缺陷相关的基因基础。多发性内分泌腺增生综合征即由于 Ret 酪氨酸激酶受体变异而导致。

六、内分泌疾病的诊断

（一）内分泌功能的评价

1. 循环激素和代谢产物的定量测定

内分泌功能可通过精确地测定血中激素浓度来评价。激素在血中的浓度很低,类固醇和甲状腺激素的血浓度是从 nmol/L～μmol/L 水平,而肽类激素则从 pmol/L～nmol/L 水平。由于有以竞争性蛋白质结合为基础的激素的放射免疫分析、免疫放射分析及酶联免疫吸附试验的广泛应用,使内分泌功能的诊断更为准确和客观。尽管由于激素的测定方法不断改进,激素测定的敏感性和精确性不断提高,对测定结果还是有必要进行临床评价。测定的数值应符合临床表现。有时需同时测定垂体和靶腺激素方可更全面地分析测定结果,如 T_4 和 TSH 同时测定对于甲状腺功能低下的判断就更为可靠和全面。另外,在采集标本时应注意是否处于内分泌系统的基础状态,即处于静息状态时的激素基础值;还有激素分泌的周期性和节律性,如皮质醇的昼夜节律、月经周期等。许多激素的分泌为脉冲式分泌,在评价结果时也应考虑,不能仅凭一次结果做出判断。由于许多激素在体内是以蛋白结合形式存在的,故患者血浆蛋白的高低对激素测定的结果有很大影响。有时需测定血浆游离激素水平,如游离 T_3、游离 T_4 测定。基于上述原因尿内游离激素水平测定似乎较血浆含量更为准确和稳定。

2. **内分泌功能试验**

由于内分泌系统存在着负反馈调节机制,临床常使用某些激素阻断反馈环,然后测定靶腺激素水平,了解反馈环功能状态,帮助诊断。功能试验包括刺激试验和抑制试验。刺激试验是指服用某一调节激素如 TRH 或 ACTH 后,测定靶腺激素水平,进而了解靶腺对上一级腺体刺激的反应能力,多用于怀疑内分泌功能缺损时的诊断。抑制试验主要用于确定是否存在内分泌功能亢进,及判断功能亢进是原发于靶腺还是继发于上一级腺体的功能亢进。

3. **特异性抗体的测定**

许多内分泌疾病的发生与自身免疫反应密切相关,因此一些特异性抗体的测定对内分泌疾病的诊断也是非常必要的。如 Graves 病时甲状腺刺激素受体抗体、糖尿病时胰岛细胞抗体等均对疾病的诊断、分型及预后十分重要。

4. **核酸探针的诊断**

将来采用核酸探针的方法可进行更加精细的诊断,并在疾病充分表现之前进行预测。由于基因缺陷存在于所有组织细胞核的 DNA 上,因此,可以采用外周血细胞及皮肤纤维细胞来进行基因缺陷的检测。

（二）内分泌疾病的诊断

1. 是否有内分泌功能异常

内分泌系统的每个腺体都有其特定的功能，功能异时常有特征性的临床表现，如甲状腺功能亢进症时的高代谢症状，生长激素过多时的巨人症，血管加压素缺乏时的尿崩症等。各种激素水平和代谢产物的测定可获得激素功能是否异常的信息，但有时尚需一些功能试验来帮助确定诊断，如小剂量地塞米松试验进行肾上腺皮质功能是否亢进的定性诊断。

2. 病因学诊断

内分泌疾病的病因有原发性和继发性。原发性是指由于功能异常部位本身的病变引起，如原发性醛固酮增多症、原发性甲状腺功能低下症，或原因不明的功能异常，如原发性甲状旁腺功能低下症。继发性者是指由于其他部位病变引起的功能异常，如由于上一级腺体的功能异常引起靶腺功能异常的库欣病（ACTH依赖性皮质醇增多症），或由于内分泌系统以外的疾病引起的内分泌功能异常，如胰腺疾病或胰腺手术后引起的继发性糖尿病。内分泌的功能试验可鉴别病变是在功能异常腺体本身抑或上一级腺体。

3. 病理解剖诊断

许多内分泌疾病是由于分泌某种激素的腺瘤或增生引起，腺瘤常为功能自主性的，即不受上级腺体控制，而增生则多受上级腺体调控。因此，常用功能抑制试验来鉴别。内分泌腺体的影像学检查对内分泌疾病的定位诊断很有意义，尤其是需外科手术治疗时。常用的方法为X线计算机断层扫描术（CT）、磁共振成像扫描、超声检查及放射性核素扫描等。有时临床有明显内分泌激素分泌增高的表现，而现有的检查方法不能探知病变部位，需采用静脉导管分段取血的方法进行定位诊断。甲状腺结节的细针穿刺细胞学检查可确定甲状病变的性质，并可协助确定正确的治疗方案。分子生物学技术的发展使某些遗传缺陷性内分泌疾病能够明确诊断。

4. 疾病的分型和分期

糖尿病诊断后需鉴别是胰岛素依赖型还是非胰岛素依赖型，对选择治疗方案十分重要。糖尿病肾病、糖尿病视网膜病变都有复杂的临床分期，为临床治疗和预后判断提供明确的标准。

（张一鸣　何浩明　徐承来）

第二章　内分泌腺的解剖和组织学

内分泌腺在人体内分布甚为广泛,有的作为独立器官而存在,如脑垂体、甲状腺、甲状旁腺、肾上腺、松果体和胸腺。有的与外分泌腺联合而存在,如胰岛。有的分布于一些重要器官,如睾丸、卵巢、胃肠道、肾和脑的内部。内分泌腺没有导管,所以又称无管腺,其分泌物——激素直接进入血液或淋巴液,通过血循环作用于特定的细胞或器官。它们协同神经系统共同调节机体代谢和各种功能活动。

内分泌腺的显微和亚微结构有如下共同特征:① 腺细胞大都排列成细胞索或细胞团,少数呈滤泡状;② 腺上皮细胞周围有丰富的毛细血管或毛细淋巴管;③ 每个腺细胞至少有一个面靠近血管或淋巴管;④ 电镜下细胞有明显的核和丰富的细胞器,特别是内质网、高尔基复合体、线粒体和分泌颗粒。

第一节　脑　垂　体

一、解剖

脑垂体(hypophysis)位于蝶骨体的垂体凹内,借垂体蒂与下丘脑相连,外覆以硬脑膜,是一个略带扁平的球状腺体。成人垂体体积约为 1 cm×1.5 cm×0.5 cm,重 500~600 mg。妇女孕期时脑垂体稍增大。该腺体积虽小,但能释放多种激素,有调节其他内分泌腺的功能,是一个重要的内分泌器官。

脑垂体由两个不同起源的部分合并而成。因此,组织结构也包括两大部分:腺垂体和神经垂体。

腺垂体是在胚胎时由原口顶外胚层向背侧伸出的一个囊(拉克氏囊)发育而成的。囊的前壁较发达,成为远侧部(前叶),囊的一部分向上延伸包围神经垂体的漏斗蒂,成为结节部,囊的后壁为一薄层,构成中间部。

神经垂体是由间脑腹侧的一个突起发育而成的,又分 3 部分:正中隆起、漏斗蒂和神经部。前两部分合称漏斗,神经部较膨大,又称漏斗突。漏斗蒂与腺垂体的结节部合称垂体蒂。神经部位于垂体后部,常与腺垂体的中间部合称后叶。

二、组织结构

(一) 前叶

此部腺细胞排列成不规则的索和团。索间有丰富的血窦和网状纤维,血窦内皮细胞为有孔有隔膜类型。在苏木精伊红(H‑E)染色标本上,腺细胞分嗜色细胞和嫌色细胞两大类。前者因细胞内颗粒着色不同,又分嗜酸性细胞和嗜碱性细胞两种。近些年来,用特殊染色、电镜技术及免疫组织化学等方法,可进一步区分多种不同的细胞及其释放激素的性质。因此,不仅可按形态还可根据其功能对这些细胞命名。

1. 嗜酸性细胞

约占该部腺细胞总数的 40%,细胞为圆形或卵圆形,直径为 12~20 μm。胞质内颗粒受伊红染色,细胞界限清楚。嗜酸性细胞又分两种,在电镜下各有其特征,特别是所含颗粒的大小、形状和分布不同。

(1) 生长激素(STH)细胞:免疫组织化学方法证明这种细胞分泌生长激素。它们常成群地分布在血窦周围。胞质内粗面内质网和高尔基复合体发达。颗粒多而小,圆形,直径约为 350 nm。

(2) 催乳激素(LTH)细胞:常单个地分布于细胞索内。胞质内颗粒少而大,直径约为 600 nm,形状不规则。在动物哺乳期间,细胞增大,粗面内质网扩展,高尔基复合体也变大。

2. 嗜碱性细胞

约占 10%,细胞大小不一,直径 15~25 μm,形状呈卵圆或多边形。细胞界限明显。胞质内颗粒受苏木精等碱性染料着色,呈紫色。因为嗜碱性细胞产生的激素为糖蛋白,所以对高碘酸希夫(PAS)染色呈阳性,染成浅红色。嗜碱性细胞又包括 3 种:

(1) 促甲状腺激素(TSH)细胞:细胞形状较长或多边形,常成群地分布在前叶中央的细胞索内,不靠近血窦。胞质内颗粒最小,直径约为 140 nm,形状不规则,致密度较低,多聚集在胞体四周。这种细胞分泌促甲状腺激素。切除动物甲状腺后,此种细胞增大;用甲状腺素处理后,细胞又萎缩。

(2) 促性腺激素(GSH)细胞:细胞比较大,呈圆形,常靠近血窦分布。胞质内高尔基复合体及粗面内质网均发达,颗粒为球状,直径约 200 nm。一般认为这种细胞分泌卵泡刺激素(FSH)和黄体生成素(LH 或 ICSH),也有人认为它们分别由两种细胞分泌。

(3) 促肾上腺皮质激素(ACTH)细胞:这种细胞数量较少,分泌促肾上腺皮质激素。细胞为不规则的星形,常见其突起终止于血窦壁。电镜下,颗粒呈泡状,中心致密,大小约为 200~250 nm,没细胞四周排列。切除动物肾上腺后,此种细胞增大、增多,颗粒数量也增加。

3. 嫌色细胞

约占 50%,较嗜色细胞小而胞质少,呈圆形或多角形,排列紧密,界限不清。胞质染色淡,几无颗粒可见。关于此种细胞的功能,长期说法不一。以往认为它们是未分化细胞,有能力分化为嗜血细胞。但据电镜研究发现,其中不少细胞仍可被查见特征性的分泌颗粒,结合胞核和胞质的其他特点,可将它们分别归属于嗜酸性或嗜碱性细胞。所以大多数嫌色细胞是属于已定向的储备细胞。另有一些嫌色细胞可能是嗜色细胞脱粒后的一个成熟阶段。也有少数属于真正未分化细胞。因而,不应把嫌色细胞看成是单一的细胞群。此外,也有人提出有些嫌色细胞可以形成网状结构,有支持其他腺细胞的功能。

(二) 中间部

该部不发达,仅为一薄层。由一些多边形的小细胞和一些大的嗜碱性细胞组成。这些细胞常形成大小不等的滤泡,滤泡腔内有胶体。嗜碱性细胞常侵入神经部。人的中间部是否能产生黑素细胞刺激素(MSH),目前还不明确。

(三) 结节部

是环绕漏斗蒂的一圈腺垂体组织。此部细胞大多为立方状,胞质呈弱嗜碱性,属未分化细胞。它们排列成索或团,偶尔也形成滤泡。除此种未分化细胞外,尚有少量小的嗜酸性细胞和嗜碱性细胞。结节部的功能尚不清楚。

(四) 神经垂体

该部包括正中隆起、漏斗蒂和神经部。所有各部都含有许多无髓神经纤维,有孔型的毛细血管和垂体细胞。

下丘脑室旁核和视上核神经元的轴突汇集于正中隆起的内区,形成下丘脑垂体束,经漏斗蒂进入神经部,其末梢终止于毛细血管附近。神经分泌物在上述两个神经核的神经元胞体内合成,并以分泌颗粒的形式沿轴突胞质而传递,到达末梢,然后释放。有时许多颗粒堆积在神经纤维局部,在切片标本上呈团块状,即光镜下的赫林体。神经分泌物中含有加压素和催产素。前者主要有抗利尿作用,可以促进肾远曲小管和集合管对水的重吸收;浓度高时,可使全身小血管收缩而升高血压。后者可促进子宫平滑肌收缩。

垂体细胞形状不规则,具有短的突起,胞质内含有脂滴、颗粒和黄棕色色素。它们类似神经胶质细胞。其功能不仅是起支持作用,可能与神经分泌细胞体及其轴突的代谢有关。

（五）脑垂体的血循环

自颈内动脉发出几条垂体上动脉进入漏斗后,其分支供应正中隆起和漏斗蒂,在此形成毛细血管网,然后汇集成静脉,沿垂体蒂至脑垂体前叶,再分散成前叶的毛细血管（血窦）。连接正中隆起、漏斗蒂毛细血管网和前叶毛细血管网之间的这种静脉,称为垂体门静脉系。它的重要作用是将下丘脑某些神经元（如结节核神经元）所释放于正中隆起毛细血管网附近的激素携带至前叶,调节前叶腺细胞的分泌活动。通过垂体门静脉系把间脑和腺垂体连成一个功能整体。

后叶接受垂体下动脉的血液。从前叶和后叶汇集的静脉血皆进入海绵窦。

（蒋　健　崔文贤）

第二节　甲　状　腺

一、解剖

甲状腺(thyroid gland)位于颈前中部,喉的前下面,质重 25～40 g。由左右两叶及连接于其间的峡部构成。有时,可见一不规则的锥体叶从峡部向上延伸至舌骨。胚胎时,它起源于前肠咽底壁的内胚层。

二、组织结构

甲状腺外,包有疏松结缔组织的被膜。被膜的结缔组织伸入腺内,形成小隔,将腺分成许多不明显的小叶。小叶内为大量滤泡及滤泡间细胞群。滤泡为球状,大小不一,直径为 0.1～0.5 mm。滤泡周围有薄的基膜、细的网状纤维支架和丰富的毛细血管。这些毛细血管的内皮细胞属有隔膜封闭的有孔型。

甲状腺滤泡是由单层上皮细胞围成的,其中为滤泡腔。腔内充满胶体,是滤泡上皮细胞分泌物在细胞外的储存形式。这种胶体是一种碘化的糖蛋白(甲状腺球蛋白),PAS 反应阳性。

（一）滤泡上皮细胞

滤泡上皮细胞的高度因功能状况而不同,通常为低立方,当功能低下时,趋向于扁平;功能旺盛时,趋向于柱状。滤泡上皮细胞界限清楚,核球形,位于中央,有一或多个核仁。胞质为弱嗜酸或弱嗜碱性,细胞内含有过氧化物酶。电镜下可见细胞游离面有一些短而不规则的微绒毛,细胞侧面有典型的连接复合体(紧密连接与桥粒)。胞质内,有相当数量的核糖体和线粒体,有发达的高尔基复合体和大量粗面内质网。高尔基复合体由扁的或膨大的囊泡和小泡所构成,通常位于核上方。粗面内质网呈现为大量扩张的池,内含有低密度的絮状颗粒物质。顶部胞质内见有大量透明小泡,内含中等致密度的均质。此外,可见来自高尔基复合体的溶酶体,溶酶体与胶体泡融合的复合体,后者相当于自身吞噬溶酶体(即次级溶酶体)。滤泡上皮细胞有合成、储存和分泌甲状腺素的功能。其过程:在粗面内质网内先合成甲状腺蛋白的肽链,继而输送到高尔基复合体,在此和糖偶联,再由小泡运送到细胞顶部,并和顶面胞膜融合而排出。细胞内合成的过氧化物酶可将来自血液的碘化物活化。当小泡的内容物排至滤泡腔时,甲状腺球蛋白的酪氨酰基与碘结合成碘化的甲状腺球蛋白而储存于腔内。在甲状腺受到脑垂体促甲状腺素的作用下,滤泡上皮细胞首先从周缘开始以吞噬方式将胶体吞入,形成胶体泡,然后胶体泡与溶酶体融合,后者含有组织蛋白酶,将甲状腺球蛋白水解成甲状腺素——四碘甲酰原氨酸(T_4)和三碘酰腺原氨酸(T_3),再从细胞底部分泌而进入毛细血管或毛细淋巴管内。

（二）滤泡旁细胞

在甲状腺内，还有一种分泌细胞，称滤泡旁细胞。细胞为卵圆形，比滤泡上皮细胞大而染色淡，其颗粒不易保存，用 Cajal 银浸渍法，细胞底部可显示嗜银颗粒。滤泡旁细胞单独或成群地位于上皮细胞基底部与基膜之间。在有些哺乳类和鸟类中，它们可位于滤泡间的间质内。电镜下可见，胞质内有中等量的核糖体和内质网池，高尔基复合体显著，线粒体比滤泡上皮细胞的小些，并有致密的基质。此外，在细胞底部有直径 100～200 nm 的大量颗粒，颗粒有膜包裹，内有致密的物质。滤泡旁细胞分泌降钙素（calcitonin）。一般认为这种颗粒的内容物相当于降钙素，通过细胞的外吐方式，将内容物释入毛细血管内。

滤泡旁细胞的来源不同于滤泡上皮细胞，有认为来自神经嵴而迁移于此。也有人认为，可能来自最后一对咽囊。

（董一善　张　铭）

第三节　甲状旁腺

一、解剖

人的甲状旁腺（parathyroidgland）为黄棕色、卵圆形或锥体形小体，通常有 4 个，上下两对。成人的腺长 6～7 mm，宽 3～4 mm，厚 1.5～2 mm，每个重约 35 mg。通常位于甲状腺侧叶背面，其数量和位置有个体差异，它们起源于第 4 和第 3 对咽囊。

二、组织结构

甲状旁腺覆有层的结缔组织被膜。被膜的结缔组织携带血管、淋巴管和神经伸入腺内，成为小梁，将腺分成不完全的小叶。小叶内腺实质细胞之间有网状纤维的支架、丰富的毛细血管和一些脂肪细胞。腺实质细胞排列成团或索，偶尔形成滤泡，滤泡腔内有分泌物，但不含碘。

腺实质细胞由主细胞和嗜酸性细胞所组成，但主细胞是构成甲状旁腺的重要成分。

（一）主细胞

分泌甲状旁腺激素。根据光镜和电镜观察，又可分为大而亮的和小而暗的两型。因为它们含有的分泌颗粒和胞器基本相同，应属于一类细胞，所不同的是仅处于不同的功能状态。

1. 亮主细胞

通常认为是静止状态的主细胞。细胞界限清楚，为多边形。亚微构造特征是：有较多的粗面内质网和明显的高尔基复合体。核糖体很少。少量分泌颗粒，其直径为 $200\sim400$ nm。大量糖原颗粒并集聚成团。偶见有脂褐素小体。这种细胞产生和释放甲状旁腺素比较缓慢。

2. 暗主细胞

通常认为是活动状态的主细胞。和亮主细胞相比，有以下特征：有少量的粗面内质网池和膨大的高尔基复合体。核糖体量大为增加，多为多聚体或蜗形体(cochle-some)。分泌颗粒大量，糖原储备大为下降。暗主细胞对不同因素引起的低血钙或高血磷，都有增加激素合成和释放的反应，但它为高血钙所抑制。在长期受到刺激，使激素的释放大于合成时，可导致细胞出现完全脱粒。

（二）嗜酸性细胞

较主细胞大，胞质有强的嗜酸性，核小而固缩。数量比主细胞少得多，常聚集成群。这种细胞在 $10\sim12$ 岁后开始出现，随年龄增长而加多。在其他动物中，只有猴和羊有这类细胞。电镜下特征是：少量核糖体和粗面内质网池。高尔基复合体不发达，有大量小的和线形的线粒体，含有丰富的氧化酶。线粒体之间有大量糖原颗粒。其功能意义目前还不明了。

（张一鸣 袁小松）

第四节 肾 上 腺

一、解剖

肾上腺(adrenal gland)又名副肾，左右各一，位于肾的内上方。外形大致呈三角形,长 4～6 cm,宽 1～2 cm,厚 4～6 mm。两侧肾上腺质重共约 15 g。腺体表面覆以被膜。从切面观察,腺实质分皮质和髓质两部。皮质较宽,在新鲜状态下,外周部分呈黄色,接近髓质的部分呈红棕色。髓质较窄,呈灰色。

二、组织结构

（一）皮质

皮质厚度约占肾上腺的 80%。根据细胞排列不同分为 3 个带,由外向内依次为球状带、束状带和网状带。

1. 球状带

约占皮质厚度的 15%,细胞低柱状,排列成球形或马蹄形团块,胞核小而圆,染色深,有 1～2 个核仁。胞质少,嗜酸性,含少量脂滴。在电镜下观察,最明显的特征是含有大量滑面内质网。粗面内质网和游离核糖体少,高尔基复合体发达。线粒体圆形或卵圆形,有管状嵴。细胞表面较光滑,只在邻近血管处才有微绒毛伸出。用差速离心技术已能对参与合成醛固酮的酶定位。胆固醇是在滑面内质网合成,而由胆固醇转化为孕烯醇酮则发生线粒体。与孕烯醇酮合成孕酮和去氧皮质酮有关的酶存在于滑面内质网。去氧皮质酮经过一系列化学变化后转变为醛固酮,与此变化有关的酶,则存在于线粒体。

2. 束状带

约占皮厚度的 78%。细胞排列成直索,垂于器官表面。细胞呈多角形。胞核大,染色浅,位于胞质中央。胞质弱嗜碱性,充满脂滴,在制作 H-E 染色标本时,脂滴被用去,留下许多小空泡,使束状带细胞的胞质呈泡沫状。此外,胞质内还含有相当量的胆固醇和维生素 C,它们在 ACTH 的作用下能很快排空,故在动物实验中常被用于对 ACTH 进行生物鉴定。在电镜下观察,滑面内质网远较球状带多,常环绕脂滴或线粒体排列,粗面内质网也较发达。线粒体圆形或卵圆形,有管状嵴和泡状嵴。有人认为,线粒体嵴的形态与功能状态有关,细胞功能增强时,嵴为泡状,功能减弱时,嵴为管状。生化研究指出,合成类固醇激素的酶有些存在于线粒体内,有些存在于滑面内质网内。一般认为,胆固醇是合成类固醇激素的原料,储存于脂滴内。但也有人认为,脂滴内已经含有类固醇激素。

3. 网状带

约占皮质厚度的 7%。细胞排列成不规则的条索,交织成网。细胞较上述两带的小,形态不一,有些细胞胞核小,染色深,胞质嗜酸性,含有少量脂滴和糖原;另一些胞核与胞质染色均较浅淡;还有一些细胞含有大量脂褐素颗粒。在电镜下,此带细胞微细构造和其他两带的相似,均含有大量滑面内质网,但线粒体比较长。

皮质对维持机体生命非常重要,如果切除或破坏,将会导致死亡。一般认为,球状带分泌盐皮质激素(如醛固酮、去氧皮质酮等),作用于肾脏远曲小管、胃黏膜和唾液腺等,促进钠的重吸收。束状带分泌糖皮激素(如可的松和氢化可的松等),作用于糖和蛋白质的代谢,并使类脂移动,血流内嗜酸性粒细胞和淋巴细胞减少。网状带分泌雄激素和少量雌激素,但作用较弱,在正常情况下生理意义不大。

(二)髓质

由多角形上皮细胞排列成索,吻合成网。细胞索间有毛细管和小静脉。此外尚有少量交感神经节细胞。上皮细胞的颗粒内有儿茶酚胺,经铬盐处理后,氧化显示棕色,称为嗜铬反应,而此上皮细胞则称嗜铬细胞。用组织化学方法,可将嗜铬细胞分为两型:一为含肾上腺素细胞,细胞大,数量多,无自发荧光,用伊红-苯胺蓝染色呈淡紫色。另一是含去甲肾上腺素细胞,细胞小,数量少,有自发荧光,用上述染色时呈黄色。电镜观察戊二醛-锇酸固定的制作标本时,可以发现两种细胞的主要区别是胞质颗粒构造不同。含肾上腺素细胞的颗粒小,电子致密度低。含去甲肾上腺素细胞的颗粒内有电子致密中,其与颗粒包膜之间,常围有一圈浅色区域。

肾上腺髓质分泌肾上腺素和去甲肾上腺素。分泌物积存于颗粒内,一般情况下仅有少量不断释出,但应激状态时却大量分泌。

(三)血液循环

供应肾上腺的血管有肾上腺上动脉、肾上腺中动脉和肾上腺下动脉。这些血管在接近肾上腺时,进行分支。一部分在被膜内形成毛细血管丛;另一部分分为髓质微动脉,直接穿进髓质,供应髓质细胞新鲜的动脉血,以及皮质微动脉,穿行于皮质各带的细胞团或细胞索之间,形成毛细血管网,离开皮质后进入髓质微静脉。髓质内毛细血管的血也流入微静脉,然后汇入中央静脉,经肾上腺门离开。

　　肾上腺皮质和髓质来源不同。皮质起源于中胚层,髓质起源于外胚层。4 周胚胎,生殖嵴和背肠系膜之间的腹膜上皮增厚,向下方延伸,形成原发性皮质。7 周胚胎,腹膜上皮又产生新的细胞,沿原发性皮质表层扩展,形成继发性皮质。出生后,原发性皮质逐渐退化,继发性皮质留存并进而分化为3 带。

　　6 周胚胎,从外胚层分化的神经嵴细胞,向皮质中央迁移,形成肾上腺髓质。

（高云明　徐承来）

第五节　胰的内分泌部——胰岛

　　胰腺的内分泌部是大小不等、形状不规则的上皮细胞团。H－E 染色时着色较淡,它们分散在着色较深的大量外分泌部腺泡之间,犹如岛状,故称胰岛(pancreatic islets)。成人胰内,胰岛总数为 20 万～180 万个,胰尾部的胰岛数较多。小的胰岛由十多个细胞组成,大的可达数百个细胞。组成胰岛的胰细胞索排列成团,索间有丰富的毛细血管网,细胞与毛细血管紧密相贴,细胞分泌的激素直接进入毛细血管内。

　　H－E 染色标本不能显示组成胰岛的细胞类型,用特殊染色法(如 Mallory法)或电镜观察可区分出胰岛主要由 3 种细胞组成。

一、A 细胞

　　约占胰岛细胞总数的 10%～30%。细胞较大,多分布于胰岛的外周部。Mallory 染色,胞质呈鲜红色。胞质内颗粒较粗,不为乙醇所溶解。电镜观察的重要特征是,胞质内有许多粗大的分泌颗粒,呈圆形,大小较一致,分布均匀。颗粒外包界膜,中心部电子密度非常致密,狭小的外周部密度较低。一般胞器较少而较小。A 细胞分泌胰升糖素,有促进糖原分解、升高血糖的作用,可与 B 细胞的降血糖作用相协调,以维持血糖的相对稳定。

二、B 细胞

数量最多，占 60％～80％。细胞较小，多分布于胰岛的中心部。Mallory 染色，胞质呈橘黄色。胞质内颗粒细小，溶于酒精。电镜下可见，分泌颗粒大小不同，分布不匀，其结构因不同动物而异。人 B 细胞的分泌颗粒，外包界膜，中心有致密的方形或长方形结晶小体。粗面内质网和游离核糖体较多，高尔基复合体发达，线粒体也较大。B 细胞分泌胰岛素，促进葡萄糖合成糖原及葡萄糖的氧化作用，从而降低血糖。

三、D 细胞

数量最少，占 5％～10％。Mallory 染色，胞质呈蓝色。电镜观察，分泌颗粒比 A 细胞的稍大，外包界膜，内部均质性，电子致密度很不一，但一般较低。D 细胞属于独立类型，还是其他细胞类型分泌周期的一个阶段，以往看法不一，对其功能也了解不多，新近研究认为，D 细胞分泌生长激素释放抑制激素，其作用可能是抑制 A 细胞、B 细胞的分泌活动。

（蒋　健　何浩明）

第六节　卵　　巢

卵巢分泌 3 种类固醇激素，即雌激素、孕激素和雄激素。雌激素主要由卵泡分泌，孕激素由颗粒黄体细胞分泌。卵巢门分泌雄激素。

一、卵泡

卵泡是女性生殖细胞生长发育所在。初级卵母细胞位于卵泡中央，围有一层扁平或立方甚至更多层的卵泡细胞。当初级卵泡发育为生长卵泡时，卵泡细胞增大，细胞表面出现不规则的微绒毛，周围有一层折光很强的均质厚膜,称透明带。电镜下可见,最接近卵母细胞的卵泡细胞,有细长突起穿进透明带。卵母细胞的微绒毛,也伸入透明带,两者混杂在一起。卵泡继续增大时,卵泡细胞之间出现许多空隙。以后腔隙扩大,融合而成一个卵泡腔,内含卵泡液。由于卵泡腔继续扩大,迫使卵母细胞及一部分卵泡细胞移向一侧,于是形成一个隆起,称卵丘,突入卵泡腔。留于四周的卵泡细胞形成粒层。最接近透明带的一层卵泡细胞呈柱状,放射状排列,称放射冠。紧靠粒层的结缔组织形成卵泡膜。卵泡膜分内、外两层,分别称为卵泡内膜和卵泡外膜。卵泡内膜细胞为立方形,亚微构造与其他分泌类固醇激素的细胞相似,有发达的滑面内质网、泡状嵴的线粒体,以及较多的脂滴等。而且此处血管比较丰富,具有内分泌腺的构造特征。因此,现在一般认为,雌激素是由卵泡内膜细胞分泌的。以往人们曾认为,粒层细胞分泌雌激素,但在粒层内既无血管,这些细胞也不具有任何分泌类固醇激素细胞的构造特征。也有报道,雌激素的分泌有赖于粒层细胞和卵巢间质细胞的协同作用,因为当移植卵巢组织时,如将粒层细胞与卵泡内膜细胞分离,即不再产生雌激素。

二、黄体

黄体是指排卵后卵泡壁塌陷而成的构造。黄体细胞有两型:一是来自粒层的颗粒黄体细胞;一是来自卵泡内膜的卵泡腺黄体细胞。人的黄体内,这两型细胞由大小和染色不同,较易区别。

颗粒黄体细胞呈圆形或多角形,胞核大,胞质多,除一般胞器外,还含有许多脂滴、大量滑面内质网和管状嵴的线粒体。有少量粗面内质网。

黄体分泌孕激素和雌激素。一般认为,颗粒黄体细胞分泌孕激素,卵泡膜黄体细胞分泌雌激素。妊娠黄体尚可能分泌一种多肽类激素,称松弛素。

(徐　宁　袁小松)

第七节　睾　丸

睾丸是男性内生殖器中的主要器官,除产生精子外,尚能分泌雄激素和少量雌激素。

在睾丸曲细精管之间的结缔组织内,含有成纤维细胞、未分化细胞和巨噬细胞等。进入青春期后,除以上细胞外,又出现一种圆形或多角形的大细胞,即间质细胞。这种细胞常成群地分布在毛细血管附近,有 1～2 个大而圆的胞核,胞质嗜酸性,内有脂滴、脂褐素和蛋白质结晶体等。电镜下可见,高度发达的滑面内质网和大的线粒体。临床观察,男性间质细胞瘤会导致患者性早熟,组织化学又证明间质细胞的胞质内,含有合成睾酮所需的 17 - β 羟甾类脱氢酶。根据上述资料,一般认为,雄激素是由间质细胞分泌的。

睾丸也分泌少量雌激素。但雌激素是否由间质细胞分泌,也由睾丸支持细胞(sertoli cell)分泌,或者两种细胞都参与,目前尚不清楚。

(张一鸣　张　铭)

第八节　松　果　体

一、解剖

松果体(pineal body)也称松果腺或脑上腺,为单个的扁锥状体,在成人,长 5～8 mm,宽 3～5 mm,质重约 120 mg。因形似松果,故其有名。它位于间脑顶之上,第三脑室的后端,凭借短蒂与间脑相连,第三脑室局部伸突入蒂内,成为松果体隐窝(pineal recess)。

二、组织结构

松果体覆有被膜,即软脑膜。含有丰富血管和无髓神经纤维的结缔组织自被膜伸入腺内,形成小隔,将腺分成许多不规则的小叶。小隔的结缔组织进入小叶内包围在由松果细胞构成的细胞索周围。小叶的实质由松果细胞和神经胶质细胞组成。

(一)松果细胞

是构成松果体的主要成分,又称主细胞,相当于变相的神经细胞。松果细胞在小叶内形成细胞索,细胞为圆形或不规则。核大而圆,常有不规则的折叠或分叶,核仁明显。胞质稍嗜碱性,常含脂滴。用银浸润法,可见细胞有长的分支突起,自细胞索处伸向周围结缔组织隔,其末端呈球形膨大,终止于血管附近。

电镜下可见,胞质内含有大量的游离核糖体、少量粗面内质网和广泛的不典型的平滑内质网。线粒体大小及形状,随动物种类而有异。高尔基复合体较发达,附近可见一些小泡,泡内有的含有致密的内容物。微丝很少,但有大量微管。此外,也可见到中心体、溶酶体和类似溶酶体的结构。突起内也有微管和滑面内质网,微管在胞体内排列方向不一,在突起内则排列成平行的束。

(二)神经胶质细胞

有称间质细胞,但此名称欠妥,易与结缔组织细胞成分相混淆。与松果细胞相比,其特征是,核长而染色深。位于松果细胞索和务管之间,细胞有长的突起,围绕着松果细胞体及其突起,有的围绕着交感神经及其末梢。

电镜下可见,粗面内质网较松果体内的多,少量游离的核糖体,散在许多β型糖原颗粒。此外,在核周围和突起内,有直径$50\sim60$ Å的微丝,它们排列成束,构成原纤维。因其微细结构与星形胶质细胞相似。一般认为,它们属于星形胶质细胞。

小叶内除上述两种细胞外,还可见其他神经胶质细胞及肥大细胞,后者可能与松果体含有多量的组织胺有关。

小叶内结缔组织中有丰富的毛细血管和无髓神经纤维。毛细血管内皮薄,内皮细胞属有孔型;无髓神经纤维属交感神经,具有身上腺素能末梢的形态特征。试验切断颈交感神经节,可引起这些神经纤维变化。此外,在青春期后可见到一种钙化的凝固体,呈同心层排列,称脑砂。其大小及数量,随年龄增长而增加。因钙化在X线下可以显示,故放射学常用以做脑部的定位标示。硇砂的功能尚不明。

松果体的起源是:胚胎第7周时,约在缰连合与后连合之间的间脑顶面局部外突成囊,囊壁有细胞集聚并逐渐增厚,囊腔几乎闭塞。到第6个月时,集聚的细胞开始分化为松果细胞和神经胶质细胞。

松果体含有高浓度的5-羟色胺、去甲肾上腺素和褪黑素。5-羟色胺既存在于神经末梢,也存在于松果细胞突起末端。去甲肾上腺素存在于交感神经及其末梢,是一种神经递质。褪黑素是在松果细胞内合成和释放的,它可能是松果体的特殊激素,能通过聚集黑色素细胞内的黑素颗粒而使两栖类皮肤颜色变浅,其作用和脑垂体的促黑激素(MSH)相反,促黑激素使黑素颗粒分散,而使皮肤颜色变黑。

人类的松果体功能了解不多。目前,对很多动物的研究表明,松果体是神经内分泌的转换器,也即通过视觉和嗅觉传来的外来刺激,由自主神经系统传至松果体,引起松果细胞合成和释放褪黑素的改变,从而控制生物周日节律,即起生物钟的作用,它也能影响其他一些内分泌腺,主要是性腺,可能还有脑垂体、甲状腺和肾上腺的功能活动。

近年有人提出,"脑室周器官"系统,包括松果体、连合下器官、穹窿下器、视上核及第三脑室某些特殊脑室脑结构。有些细胞的分泌物质可抑制口渴及饮水,也属内分泌细胞。

(蒋　健　董一善)

第九节　胸　　腺

一、解剖

胸腺属于中枢淋巴器官,也有将其列入内分泌系统的。胸腺有左右两叶,位于胸骨柄后方、上纵隔腹侧部分,一部分向下伸入前纵隔。

二、组织结构

胸腺表面,覆以疏松结缔组织的被膜,一部分结缔组织伸进实质,将左右两叶再分为若干小叶。每一小叶大致呈多角形,直径约(0.5~2)mm。小叶分皮质髓质两部,由于分隔不全,相邻小叶的髓质可以互相连通。皮质位于浅层,淋巴细胞密集,染色深;髓质位于深层,网状上皮细胞多,染色浅。

胸腺内的细胞,主要是 T 细胞及其未成熟的各种幼稚细胞,其次是网状上皮细胞、巨噬细胞和少量来自间充质的网状细胞等。皮质和髓质内的细胞成分比较相似,但每种细胞的多少却不相同。

（一）皮质

淋巴细胞很多,尤其是小淋巴细胞更多,较弥散,且不形成小结,而大淋巴细胞只有少量,多集中于皮质层,通过有丝分裂,增殖并分化为小淋巴细胞,移向皮质深层。许多小淋巴细胞在皮质深层变性死亡,被巨噬细胞吞噬,仅有小部分成熟为 T 细胞,循血流离开胸腺。

皮质内网状上皮细胞很少,多为星形,胞核大,染色浅,有 1～2 个核仁,由胞质伸出许多细长突起,与相邻细胞的突起借黏合斑连接,形成大小不等的网状空隙,空隙内充满大量淋巴细胞。除了上皮细胞具有的黏合斑外,网状上皮细胞的胞质内还有张力原纤维和分泌颗粒。由此可见,这种细胞的胚层来源与由间充质分化的网状细胞有明显不同。

在胸腺皮质内,毛细血管的内皮细胞是连续型的,无窗孔,外面有较厚的基膜。其与网状上皮细胞之间尚有较大间隙,内含组织液。周围的网状上皮细胞凭借助黏合斑紧密联结一起,分隔及质内淋巴细胞群与毛细血管,防止血流中的抗原在皮质即与幼稚的 T 细胞相遇,发生免疫反应。此一现象,称为血胸屏障,只存在于胸腺皮质。

（二）髓质

大淋巴细胞和网状上皮细胞较多,小淋巴细胞却少。髓质内的网状上皮细胞不仅排列紧密,而且形态不一,有呈星形、多边形、甚至扁平形的。此外,尚可看到圆形或卵圆形的胸腺小体(hussall bodies,哈索尔小体),直径 30～150 μm,是由多层环行排列的扁平网状上皮细胞构成。最内层的细胞可能变性、死亡和钙化。

胸腺在胚胎发生上有两个来源:淋巴细胞来自间充质衍生的造血干细胞;网状上皮细胞来自内胚层演发的第三和第四对咽囊。与体重相比,出生后2 年内,胸腺发育最快,质量可达 12～15 g,至性成熟期达最大质量 30～40 g,以后开始退化,逐渐代之以结缔组织和脂肪组织。胸腺退化,先自皮质开始,然后延及髓质。在退化过程中如遇刺激,仍能产生大量淋巴细胞。老年人的胸腺并不完全消失,仍存在部分网状上皮细胞、胸腺小体和结缔组织。

造血干细胞自骨髓移出后,经血流进入胸腺,在胸腺皮质内增殖、分化为T 细胞,移至髓质,穿过毛细血管进入血流,分布在周围淋巴器官的特定区域

（胸腺依赖区），参与机体的细胞免疫反应。哺乳动物的胸腺依赖区有淋巴结的副皮质区、脾白髓的动脉周围鞘和回肠派氏斑等处的弥散淋巴组织。体内其他部分的淋巴组织含有 B 细胞，参与体液免疫反应。

如摘除新生动物的胸腺，或观察先天性胸腺发育不全的患者，可以发现：① 不产生 T 细胞；② 异体植皮时无排异反应；③ 淋巴器官萎缩；④ 经过 3～4 个月后，动物衰弱，直至死亡。这些现象的产生，一般认为是由于网状上皮细胞能分泌激素，对淋巴组织有营养作用之故。电镜观察发现，网状上皮细胞的胞质内确实有一种颗粒，与某些内分泌器官的分泌颗粒极其相似。目前已能从胸腺组织中分离出部分提纯的活性物质——胸腺素。

（徐承来　高云明）

第十节　胃肠道内分泌细胞与 APUD 细胞系统

胃肠管壁不仅有大量的分泌消化液和黏液的外分泌腺。还有多种内分泌细胞存在于胃肠上皮和腺体上，其细胞总数可能超过体内任何一种内分泌腺。用铵银染色，可在这些细胞底部胞质内，见到细的黑色颗粒，以往称嗜银细胞。近年来利用电镜技术和免疫组织化学方法证明，所谓嗜银细胞包括许多种不同的细胞，各种细胞所含分泌颗粒直径大小、形态、电子致密度不同，并分泌不同的多肽激素，如胃内有分泌促胃液素的细胞；肠内有分泌胰泌素、胆囊收缩素的细胞等。这些激素除调节消化腺分泌和消化管活动外，还具有促进胰岛素分泌和胆囊收缩等作用。

这类细胞的共同特性是，细胞内含有胺或具有摄取胺前体并进行脱羧反应的能力。它们除分布于胃肠道外，还广泛分布于其他部位，如脑垂体前叶的促肾上腺皮质激素细胞，肾上腺髓质的嗜铬细胞，胰岛的 A、B、D 细胞，甲状腺的滤泡旁细胞等。体内具有这种特性的内分泌细胞总称为 APUD（amine precursor uptake and decarboxylation）细胞系统。有人认为，这个系统的细胞可能起源于胚胎时的神经嵴。

（张一鸣　徐承来）

第三章 激素分泌的控制及作用机制

第一节 垂体激素分泌的控制

一、垂体前叶分泌的控制

（一）下丘脑的调节激素

下丘脑促垂体区控制垂体前叶激素的分泌。它的详细境界尚未完全确定，并按所控制的垂体激素不同而异，但大体上包括：弓状核、下丘脑腹内侧核及其邻近的基底内侧下丘脑。此区内的许多神经元属于神经内分泌小细胞，其轴突组成结节-漏斗束，终止于正中隆起的垂体初级毛细血管丛周围。这些细胞能分泌各种调节（释放或抑制）激素，它们各由神经元胞体合成后，经结节-漏斗束中的轴突运送到正中隆起部的末梢。在一定情况下释放而进入垂体门脉血流，并运送到垂体前叶。有的调节激素刺激垂体前叶使其分泌增多，称为释放激素（因子）；有的抑制前叶激素的分泌，称为释放抑制激素（因子）。

应当指出：① 调节激素的主要作用与其名称一致，但可有其他作用。如TRH可以促进 PRL 的分泌，生长激素释放抑制激素（GRIH）可抑制 TSH、PRL、ACTH、胰升糖素、胰岛素、促胃液素、促胰液素等多种激素的分泌。② GRIH 不仅存在于下丘脑，也存在于其他脑区，甚至胃、肠等内脏。TRH 也存在于其他脑区。故调节激素可能尚一些非内分泌作用。

（二）反馈控制

靶腺激素的反馈控制。所谓反馈，是指输入（如外周靶激素）对于输出（垂体）的反作用。凡能使垂体激素分泌增加者，称为正反馈；能使垂体激素分泌减少者,称为负反馈。另外,根据反馈途径的长短,靶腺激素对垂体的反馈称为长反馈。附带说明,对下丘脑调节激素也有反馈调节。其中:① 靶腺激素对下丘脑的反馈称为长反馈。② 垂体激素对于下丘脑的反馈称为短反馈。③ 下丘脑调节激素又可调节自身的储存量,称为超短反馈。

二、垂体后叶激素分泌的控制

后叶激素包括加压素(抗利尿激素)及催产素两种,它们由下丘脑的视上核和室旁核神经内分泌大细胞所分泌。分泌物沿下丘脑垂体束经轴浆运动送到垂体后叶,在一定情况下由后叶释放入血。后叶激素分泌的调节实质上是受视上核和室旁核神经分泌的控制,属反射性调节。

催产素分泌的控制:吸吮乳头、子宫受膨胀、子宫颈与阴道受牵拉可反射性地引起催产素分泌增加。疼痛、焦虑、害怕等可抑制其分泌。肾上腺素能α-受体是兴奋性反射中枢的一个环节;β-受体不直接参与反射,但可影响此反射。

加压素分泌控制,来自大血管及心脏容量感受器的传入冲动抑制其分泌,来自渗透压感受器的传入冲动刺激其分泌。

(袁小松　崔文贤)

第二节　靶腺激素分泌的控制

靶腺激素的分泌受神经、促激素、其他激素及所控底质的反馈控制等的控制。

一、神经控制

纤胰岛的 α、β 细胞受交感及迷走神经支配,肾上腺髓质细胞直接受交感节前维的支配。因此这些有关神经可以控制胰岛素、胰高血糖素、肾上腺素等的分泌。甲状腺细胞有少量交感神经支配。

二、激素控制

（一）垂体前叶促激素

垂体前叶分泌的 TSH、ACTH、LH、FSH 分别相应地控制甲状腺激素、肾上腺糖皮激素、雌激素、孕酮等的分泌。

（二）其他激素

血管紧张素可促进肾上腺盐皮质激素的分泌，生长激素可促进胰泌素及胰升糖素的分泌等。

三、受控代谢底质的反馈制

如 PTH 调节血钙代谢，而血浆 Ca^{2+} 浓度又可反馈控制 PTH 的分泌；胰岛素控制糖、氨基酸、游离脂酸的代谢，而这些物质又可反馈控制胰岛素的分泌，等等。

（董一善　徐承来）

第三节　神经递质与激素分泌

神经递质对于下丘脑调节激素及某些靶腺细胞的激素分泌具有重要影响。

一、神经递质对下丘脑调节激素的影响

由于放射免疫分析和组织化学技术的发展，发现下丘脑调节激素与神经递质在下丘脑的分布有很多重合，特别是弓状核和正中隆起等部位更是如此。

二、神经递质对靶腺内分泌的影响

这方面知道较多的是儿茶酚胺的影响。

第四节　激素分泌的周日节律

周日节律是生物节律之一,周期为一昼夜,即 24 h。生物节律(周日节律也是如此)可分成两类:一是内源性的,即节律的产生不需要外界环境影响的推动,产生于生物体本身;二是外源性的,它的产生依赖外界环境或受另一节律活动的影响。

人体多种激素的血浆浓度,表现周日节律变化,但有的并不表现周日节律。

皮质醇具典型的周日节律,它接近于内源性节律。因为皮质醇血浆浓度的节律性变化,很不易受睡眠时间表的变动而变动。例如,让受试者建立每 3 小时一次的睡眠周期,皮质醇的血浆浓度基本上仍然保持周日节律。睾酮的周日浓度变化也属此类。ACTH 及 CRH 也均有严格的周日节律。据认为,垂体-肾上腺系统的周日节律与中枢神经系统关系密切。由于皮质醇的血浆浓度的周日变化幅度很大,所以临床抽血化验时必须注明时间。

PRL、生长激素等虽也表现周日节律,但实际上它们的节律是依赖于睡眠时间的。如 GH 的分泌高峰,总是在人刚入睡不久时;如果令受试者 24 h 内不入睡,则不出现 GH 高峰。

(何浩明　张一鸣)

第五节　激　素　受　体

一般说来,激素是通过作用于效应细胞上的受体而起作用的。Langley 在 1907 年针对乙酰胆碱的作用,提出"受体物质"的推测。1962 年,Jensen 和 Jacobson 成功地将高放射比度的[^{3}H]雌二醇用于雌激素受体的研究,证实了雌激素受体的存在。目前大多数激素受体的存在已得到证明,其中某些受体已被提纯。

一、激素受体的一般特征

严格地说,具备以下两个特点的物质才能称为受体:识别配体并与配体呈特异性结合;与配体结合后,能引起特异的效应。但有时要证明第 2 个特点有一定困难。因此有人建议如具备以下 4 个条件,也可定为受体。即与配体呈特异性结合;和配体结合的亲和力高,可以与血液中生理浓度的配体结合;结合容量低;分布于靶细胞。仅满足这样 4 个条件的受体,有时也称之为"特异结合部位""特异结合蛋白"或"受体样物质"。

目前已知道的激素受体都是蛋白质。膜激素受体为糖蛋白,其化学结构还不完全清楚,相对分子质量 60 000~500 000。从小牛子宫提纯的雌激素受体蛋白的相对分子质量约为 70 000,每个蛋白分子有一个结合部位,和配体呈非共价键的可逆性结合。高亲和力和低容量,以糖皮质激素受体为例,它与皮质醇结合的解离常数约为 10^{-8} mol,大鼠肝胞液的结合容量为 $(1\sim4)\times10^{-13}$。和配体结合的特异性高,但不是绝对的,如以糖皮质激素受体与地塞米松的亲和力为 100%,则与雌激素的亲和力仅为 4%。激素受体主要分布于靶器官,但在通常所认为的非靶细胞也可有受体存在。如雌激素受体主要分布于子宫、卵巢、输卵管、阴道、乳腺、垂体前叶和某些脑区如杏仁核、视前-隔区及下丘脑,但也分布于大鼠的胸腺和肾。分布于"非靶"细胞的受体有何意义,仍不太清楚。

二、激素受体测定方法的原理

目前一般使用放射配体结合测定法。其基本原理是将高放射比度的高纯度的标记激素(常用的有 ^{125}I 标记肽类激素,^{3}H 标记类固醇激素)加入样品中(组织匀浆,组织薄片、细胞的培养液等),使之与受体结合。同时加入大剂量的未标记配体,以去除非特异结合。可用下式表示:

$$样品(R+P)+{}^*H \rightleftharpoons R^*H+P^*H \tag{1}$$

$$样品(R+P)+{}^*H+H \rightleftharpoons RH+P^*H+PH \tag{2}$$

R 为低容量受体，H 及 *H 分别表示未标记及标记的配体，因 H 与 *H 竞争，且 H≥*H，故使 R*H→RH。P 代表非受体蛋白，为高容量，所以 *H＋H 均未能使 P 达到饱和，所以无竞争反应。

测定(1)及(2)中结合配体的放射性，得 cpm(1)及 cpm(2)。

$$cpm(1) - cpm(2) = R^*H + P^*H - P^*H = R^*H \qquad (3)$$

可见，cpm(1)－cpm(2)即为 R*H 而 R*H 即受体结合量，一般以 mol/mg 蛋白质表示。临床上用于测定受体的材料一般有：手术切除组织，如乳腺癌、子宫内膜、血细胞。

三、肽类激素受体

这类激素受体主要存在于细胞膜上，少量分布于细胞膜内的结构上。根据液态镶嵌模型，细胞膜由磷脂双分子层构成。其中嵌有组成蛋白，它在膜内可做平行移动。还有周围蛋白，它通过非共价键与组成蛋白相结合，调节组成蛋白在膜内的流动。膜受体一般属于糖蛋白，是组成蛋白。受体的特异性取决于糖蛋白中寡糖的结构。

大多数肽类激素和膜受体结合后，通过激活细胞膜上的腺苷环化酶，引起各种生物效应。受体和配体结合后激活腺苷环化酶的机制，还不十分清楚，可能有几种不同方式。

GH、胰岛素、PRL 等与受体结合后，不引起细胞内 cAMP 的升高。它们引起生物效应的中间环节，目前尚不清楚。

四、类固醇激素受体

这类受体存在于胞液中。它通过细胞膜进入胞质，与胞液内受体结合，使之变构。变构后的胞液受体-类固醇复合物进入胞核，和胞核内的受体结合，使某些基因的作用得到表达，结果导致 mRNA 的转录、新的蛋白质如酶或其他有活性的蛋白质的合成，产生效应。

甲状腺激素的受体主要分布于细胞核内，其作用机制目前还不十分清楚。

五、激素受体的调节及影响激素受体的因素

与组织细胞的其他蛋白质一样,激素受体蛋白也进行不断更新。各种受体蛋白的半寿期不同,如糖皮质激素受体的为 $60\sim120$ min,GH 受体的为 10 h,胰岛素受体为 $30\sim40$ min。

一般来说,受体蛋白的合成与分解的速度相同,故受体浓度保持动态稳定。但受体浓度又可有生理性变动。如在月经周期中,人子宫内膜的雌激素受体和孕酮受体的浓度呈周期性变化,增生后期最高,分泌后期最低。大鼠糖皮质激素受体随年龄老化而减少,松果体的 β-肾上腺素受体的浓度呈昼夜节律变化等。受体浓度既相对稳定又有变化,这一事实提示机体内可能存在着调节受体的机制。受体的向下调节就是一个例子。它指的是,当血中同类激素浓度高时,受体浓度就降低;反之,则受体浓度升高。这种调节需要细胞的完整。当细胞的 ATP 合成障碍,或蛋白合成障碍时,均可干扰这种调节。异种激素对受体也可有影响,如 FSH 可使卵巢 LH 受体浓度升高,孕酮可抑制子宫的雌激素受体等。

（蒋　健　张一鸣）

第四章　内分泌疾病的激素测定项目及意义

第一节　肾上腺皮质激素测定

　　腺皮质分泌类固醇激素或称甾体激素，是维持生命所不可缺少的物质。肾上腺皮质的球状带、束状带及网状带，各分泌功能不同的激素。醛固酮（盐皮质激素）由球状带分泌，是调节水、盐代谢的激素。束状带分泌的皮质醇及皮质酮（糖皮质激素）调节糖、脂肪、蛋白质三大代谢。网状带分泌的性激素主要作用于肌肉、毛发及第二性征的发育。目前已由肾上腺皮质中提出激素数十种，但一般认为皮质醇、皮质酮、醛固酮是正常情况下分泌的最主要的激素。

　　皮质激素的半寿期很短，在血浆中为 80～120 min。其代谢产物由尿中排出。尿中出现的皮质激素代谢产物有三大类，即 17-羟皮质类固醇、17-酮类固醇和 17-生酮类固醇。前两者最常用于测量肾上腺皮质功能的试验。

　　肾上腺皮质疾病可分为肾上腺类固醇的增多、减少或不释放等几点。

　　肾上腺皮质功能亢进可表现为库欣综合征（Cushing syndrome），醛固酮增多症及肾上腺雄激素增多（先天性肾上腺增生）。引起库欣综合征最多见的原因属于医源性，即长期使用糖皮质激素，又可见于良性垂体瘤（ACTH 增加）、肾上腺恶性肿瘤（少见）或腺瘤、异位性 ACTH 分泌等情况。

　　醛固酮增多症时，由于醛固酮体用于远曲小管而引起保钠排钾，钠潴留又使血浆体积增加，血压上升。醛固醇增多症可分为原发性与继发性两种。原发性者即所谓 Conn 综合征（Conn syndrome），可由肾上腺瘤、癌或增生引起。因此血浆肾素是反应性降低，并有钾、钠代谢异常。继发性醛固醇增加，多为非肾上腺性刺激引起,如心功能不全、肾病综合征、梗阻性肾病等,与原发性相反,其血浆肾素升高。

原发性肾上腺皮质功能低下即所谓阿迪森病(Addison disease),此病80%是由特异性肾上腺皮质萎缩引起(可能是由于自身免疫性的原因),此时常合并有内分泌病,如糖尿病、甲状旁腺功能低下、甲状腺病等。其余20%可能是肾上腺皮质结核、出血、肿瘤、淀粉样变性或感染等。双侧皮质损害90%时出现症状,由于皮质醇的减少,血ACTH升高。

肾上腺皮质功能低下还可能继发于各原因所引起的ACTH减少。

肾上腺皮质功能试验一般可分为3类:① 直接测定体液(血、尿)中肾上腺皮质激素及其产物,是最常用的一类;② 通过外源药物的影响而反映肾上腺功能试验;③ 间接反映肾上腺皮质功能的试验,如唾液中钾、钠浓度测定,这一类试验极为少用。

一、皮质醇测定

人肾上腺皮质分泌类固醇激素以皮质醇(氢化可的松)为主,血浆皮质醇分为游离与结合两种形式。测定其血浆皮质醇浓度,是直接了解垂体-肾上腺皮质系统功能的方法。皮质醇是由肾上腺皮质束状带合成分泌的一种糖皮质类固醇激素,每日分泌10～35 mg,半衰期约100 min。皮质醇的分泌有明显的昼夜节律,以清晨6:00～8:00最高(50～250 μg/L),晚上至凌晨2:00为最低(20～100 μg/L)。皮质醇的主要功能是增加糖异生,对蛋白质和脂肪代谢的影响也非常显著。皮质醇分泌入血后绝大部分与血循环中皮质类固醇结合球蛋白(CBG)结合。真正具有生物活性的只有游离皮质醇,它只占总皮质醇的1%～3%,也只有游离的皮质醇才能从肾小球滤过,从尿中排出。故测定尿皮质醇,可排除CBG变化的影响,反映血浆游离皮质醇水平。

【参考值】

上午8:00:　　　　　　(127±55)μg/L

下午4:00:　　　　　　(47±19)μg/L

午夜:　　　　　　　　(3.4±12)μg/L

新生儿脐带血浆:　　　(85～550)μg/L

【临床意义】

1. 血浆总皮质醇升高见于下列情况

库欣综合征、肾上腺肿瘤、妊娠、口服避孕药、异位 ACTH 综合征、腺垂体功能亢进症、单纯性肥胖、应激状态(手术、创伤、心肌梗死等)。

2. 血浆总皮质醇降低

见于肾上腺皮质功能降低、腺垂体功能低下、全身消耗性疾病、口服苯妥英钠、水杨酸钠等药物,先天性肾上腺皮质功能低下症、席汉综合征。皮质醇功能减退者,分泌节律基本正常,而血浓度明显降低。

二、皮质酮测定

皮质酮属 21 碳类固醇激素,是合成醛固酮的前体物质。其糖皮质激素活性为皮质醇的 1/5,盐皮质激素样活性为皮质醇的 2 倍,为醛固酮的 1/200。

【参考值】

上午 8:00: (25.5±8.4)nmol/L[(8.8±2.9)ng/ml]

下午 4:00: (17±8.4)nmol/L[(5.9±1.6)ng/ml]

【临床意义】

1. 皮质酮增高

见于库欣综合征、ACTH 瘤、肾小管性酸中毒、肾病综合征、口服避孕药、先兆子痫、充血性心力衰竭、异常钠丢失、特发性水肿、给予钾离子治疗后、低钠饮食等。

2. 皮质酮减低

见于肾上腺皮质功能减退、单纯性醛固酮缺乏、脱氧皮质酮分泌过多(先天性肾上腺皮质增生症、11-β-羟化酶缺乏等)、摄钾过低、大量水摄入、大量滴注高渗盐水。

三、去甲肾上腺素测定

去甲肾上腺素又名正肾上腺素,属于儿茶酚胺类激素。主要由交感神经末梢释放,小部分由肾上腺髓质释放。主要作用于 α 受体。有强烈的收缩血管作用,特别是对皮肤、黏膜和肾血管有强烈收缩作用,使血压升高。但对冠状动脉有微弱扩张作用,对心脏 β 受体也有兴奋作用,但比肾上腺素弱。

【参考值】

血浆:125～310 ng/L　　(200±80)ng/L

【临床意义】

去甲肾上腺素增高见于下列情况:嗜铬细胞瘤、神经母细胞瘤及神经节神经瘤、肝性脑病、晚期肾脏病和充血性心力衰竭。

四、18-羟-11-脱氧皮质酮测定

18-羟-11-脱氧皮质酮(18-OH-DOL)属 21 碳类固醇激素。主要由肾上腺皮质束状带产生,为盐皮质激素。其分泌受 ACTH 和肾素、血管紧张素系统双重调节,以前者为主。其生物学效应主要为潴钠排钾。

【参考值】

普食:　　　　(68±26)ng/L

低钠饮食:　　(125±24)ng/L

高钠饮食:　　(66±8)ng/L

【临床意义】

18-羟-11-脱氧皮质酮检测能反映垂体-肾上腺皮质功能。血浆 18-OH-DOC 增高见于库欣综合征或库欣病、原发性醛固酮增多症、原发性高血压。

18-羟-11-脱氧皮质酮减低见于阿狄森病、腺垂体功能低下。

五、醛固酮测定

醛固酮(aldosterone,ALD)是肾上腺皮质球状带合成和分泌的类固醇激素,相对分子质量为 360.4,是一个非常强的电解质排泄的调节因子。其作用是增加 Na^+ 和 Cl^- 的回收,排出 K^+ 和 H^+。由于它能影响电解质和水的排泄及血容量,所以对维持机体内环境的恒定起着重要作用。醛固酮含量可用放射免疫方法(放免法)测定。血浆醛固酮可受体位、饮食中钾和钠含量的影响,受血钾、钠浓度的调节,其排泄受肝、肾功能影响。检测血醛固酮的患者应停服利尿药至少 3

周,停服抗高血压药物 1 周。测定醛固酮时,在试验前要给予高盐饮食,因为高血压患者多维持低盐饮食,会导致尿醛固酮增加而给出假阴性结果。

【参考值】

血 ALD(放免法)

普食饮食

卧位:(86.0±37.5)pmol/L   范围:(59.9~173.9)pmol/L

立位:(151.3±88.3)pmol/L   范围:(65.2~295.7)pmol/L

低钠饮食

卧位:(233.1±120.2)pmol/L   范围:(121.7~369.6)pmol/L

立位:(340.9±177.0)pmol/L   范围:(139.0~634.0)pmol/L

尿 ALD

普食:1.0~8.0 μg/24 h 尿

低钠:7~26 μg/24 h 尿

【临床意义】

ALD 增高见于下列情况:原发性 ALD 增多症,Conn 综合征,双侧肾上腺增生,肾上腺癌,继发性 ALD 增多症,肾素瘤,肾血管性高血压,多发性肾囊肿,Wilms 肿瘤,Portter 综合征,特发性水肿,恶性高血压,充血性心力衰竭、肾性综合征,肝硬化,17α-羟化酶缺乏,Dasmir 综合征,直立性高血压,口服避孕药,先兆子痫或子痫,肾小管酸中毒,妊娠。

血 ALD 浓度和尿 ALD 排泄降低见于下列情况:原发性低醛固酮症,继发性低醛固酮症,阿狄森病,双侧肾上腺切除,原发性高血压,18-羟类固醇脱氢酶缺乏,18-羟化酶缺乏,ROSE 综合征,Liddle 综合征,11-β-羟化酶缺乏,3-β-羟类固醇脱氧酶缺乏,库欣综合征,服用甘草、可乐定、β 阻滞药后。

六、口服地塞米松抑制试验

垂体与肾上腺皮质之间存在着刺激与负反馈之间相互关系,垂体分泌ACTH,刺激肾上腺皮质分泌糖皮质激素在血中水平升高,反过来印制腺垂体ACTH 的分泌,此试验的原理即在于此。方法是用作用强而剂量小的地塞米松,观察用药后尿中 17-羟皮质类固醇比用药前减少的程度,借此来诊断依钦科-库欣综合征及其肾上腺皮质病变性质。有小剂量法与大剂量法两种。

（一）小剂量法

口服地塞米松,每天 2 mg 分 4 次服,连续服用 2 d。试验前留 24 h 尿做 17-羟皮质类固醇测定,用药后即留 24 h 尿也做 17-羟皮质类固醇测定,前后两次所测结果进行比较。

【临床意义】

正常人服地塞米松后,尿 17-羟皮质类固醇排出量明显降低,降低值超过试验前的 50% 或低于 11 μmol/24 h。肥胖病、Stenleventhal 综合征（多囊卵巢综合征）,也受到抑制。

甲状腺功能亢进患者,服地塞米松后,尿 17-羟皮质类固醇降低不如正常人显著。依钦科-库欣综合征患者,不管其病变性质如何,均很少下降到 11 μmol/24 h 或根本不下降。

肾上腺皮质功能亢进者,不论其病原为增生性或肿瘤,其抑制一般不大于对照值 50%。

（二）大剂量法

口服地塞米松,每天 8 mg,分 4 次服用,连续 2 d 仍测定药前后 24 h 尿中 17-羟皮质类固醇含量,以示比较。

【临床意义】

病变性质为肾上腺增生所致的依钦科-库欣综合征,服药后尿中 17-羟皮质类固醇含量比用药前下降 50%。而病变为肾上腺肿瘤或者癌者,则服药后无明显下降或不下降,为肿瘤细胞分泌皮质素有其自主性,不受垂体分泌的 ACTH 控制。

女性男性化、先天性肾上腺皮质增生引起的女性假两性畸形者,尿中 17-酮醇排泄量明显高于正常。因此小剂量法试验尿中 17-酮类固醇明显降低。如肾上腺皮质肿瘤中所致的男性化病例,在大剂量法试验中,尿中 17-酮类固醇无明显降低。

七、尿 17-酮类固醇

尿中的此类化合物主要包括雄酮、异雄酮、脱氧异雄酮及原胆烷醇酮等,都是环戊烷多氢菲的衍生物,在第 17 碳原子上都有一个酮基。尿中 17 -酮类固醇(17 - ketosteroids,17 - KS)是肾上腺皮质激素和雄性激素代谢的产物。这些类固醇的测定,实际上是用于评价肾上腺皮质与性腺功能。男性尿中 17 - KS 的 2/3 来自肾上腺糖皮质激素,1/3 则来自睾丸的雄性激素。而女性几乎来自肾上腺皮质,故较男性更能反映肾上腺皮质功能。

尿中 17 - KS 含量随年龄增加而逐渐升高,至青春期达成人水平。老年人较中年人为低,青春期以前无性别差异。

【参考值】

男性:8～14 mg/24 h(化学法)

女性:6～10 mg/24 h

男性:6～21 mg/24 h 范围:(120～72 μmol/24 h)

女性:4～17 mg/24 h 范围:(14～58 μmol/24 h)

【临床意义】

1. 17 - KS 排泄量与年龄有关

儿童较低,25 岁时最高,随年龄增大,排泄量降低。

2. 17 - KS 尿中排泄量增高见于肾上腺皮质功能亢进

如增生引起库欣综合征;肾上腺皮质癌,垂体肿瘤如肢端肥大症;睾丸间质细胞癌;肾上腺性异常症(性早熟、先天性肾上腺增生所致女性假两性畸形);药物应用,如雄激素、皮质激素和 ATCH 等。如尿中 17 - KS 超过 163 μmol/24 h(50 mg/24 h),提示有肾上腺肿瘤的可能性。

3. 17 - KS 尿中排泄量减少见于肾上腺皮质功能减退

如阿狄森病;脑垂体功能减退;性腺功能减退、睾丸切除后及某些慢性病如结核、肝病、糖尿病和重症营养不良等。

八、尿 17 -羟皮质类固醇

尿 17 -羟皮质类固醇(17 - hydroxcortisteriods,17 - OHCS)是肾上腺皮质素在体内合成,分解与灭活的最终产物。包括皮质醇、皮质素及其代谢产物四氢皮质醇、四氢皮质素、六氢皮质醇、六氢皮质素等,是无性激素。尿中排出的则以四氢皮质醇及四氢皮质素为主。与 17 - KS 一样,17 - OHCS 同属环戊烷多氢菲衍生物,在 17 位及 21 位碳原子上有一羟基,20 位碳原子上有一酮基。正常情况下每日尿中排出量相当于每日皮质醇分泌量的 25%～40%。其排出量反映肾上腺皮质功能。

【参考值】

化学法

男性:(10.08±2.4)mg/24 h

女性:(6.67±1.65)mg/24 h

【临床意义】

17 - OHCS 的临床意义基本同 17 - KS。由于不受性激素的影响,在反映肾上腺皮质功能方面,17 - OHCS 较 17 - KS 更为特异。如肾上腺皮质功能亢进、库欣综合征,尿中 17 -羟皮质类固醇显著增加。肾上腺皮质腺瘤、双侧增生和癌肿都显著增高。

当注射 ACTH 后 24 h,如尿中 17 -羟皮质类固醇含量显著增加(正常人也增高),提示皮质腺瘤或双侧增生;如果没有变动,则癌肿的可能性很大。

慢性肾上腺皮质功能不全,如阿狄森病尿中 17 -羟皮质类固醇含量减少,腺垂体功能减退。

(张一鸣　崔文贤　高云明)

第二节　儿茶酚胺类激素测定

肾上腺髓质起源于外胚层,属嗜铬细胞组织,与交感神经节相似,其分泌的激素与皮质激素的化学本质完全不同。肾上腺髓质分泌的有生物学活性的儿茶酚胺包括肾上腺素、去甲肾上腺素及多巴胺和多巴(儿茶酚丙氨酸),以肾上腺素为主。交感神经和脑也是这些物质的主要来源,故它们又都是神经传递物质。体内许多组织可以使儿茶酚胺降解,肝脏是重要的降解器官。3 -甲氧- 4 -羟扁桃酸(VMA)是肾上腺素与去甲肾上腺素的最终代谢产物。儿茶酚胺及其代谢产物可由尿排出,主要物质排出量如下,排出量多巴胺(0.316±0.015)mg/24 h;去甲肾上腺素(0.042±0.03)mg/24 h;肾上腺素(0.027±0.01)mg/24;3 -甲氧- 4 -羟扁桃酸(VMA)2～6 mg/24 h。

由于在血与尿中含量都很少,故用高效液相色谱法,可以分别测定出儿茶酚胺的 3 种成分。故先用 VMA 定性方法筛选。正常人血中儿茶酚胺总量少于 1 μg/L。24 h 尿中含量少于 50 μg(以肾上腺素为标准)或 100 μg(以去甲肾上腺素为标准),VMA24 h 尿总量不超过 9 mg,定性试验应为阴性。

送检标本时应该用棕色瓶留尿,留 24 h 尿液的容器中应加入 5～10 ml 浓盐酸。测定前 3 天应禁食含荧光物质如茶、咖啡、巧克力、香蕉等,并应停服四环素、水杨酸、维生素 B_2 及某些降压药。

一、尿儿茶酚胺检测

尿儿茶酚胺可进行荧光定性试验和定量试验,定性试验正常应为阴性。

【参考值】

男性:43.7～151.6 μg/24 h　(85.6±9.3)μg/24 h(化学荧光三羟基吲哚法)

女性:40.5～136.6 μg/24 h　(87.8±19.4)μg/24 h

【临床意义】

(1)儿茶酚胺增高见于嗜铬细胞瘤、低血糖、进行性肌营养不良、垂症肌无力和大面积烧伤患者,神经高度紧张、重大外伤、心肌梗死及剧烈运动后等,凡使下丘脑兴奋的因素都能增加儿茶酚胺的排出。

儿茶酚胺升高主要见于嗜铬细胞瘤患者,90%的嗜铬细胞瘤发生于肾上腺髓质,发作期患者血、尿儿茶酚胺总量急剧升高,可高于正常人 10～100 倍。

(2)儿茶酚胺降低见于肾上腺全切除、神经节药物封闭,其次利血平、哌替啶等药物也能起抑制作用。

(3)原发性高血压、肾性高血压、妊娠性高血压等非嗜铬细胞瘤引起的高血压时,尿中儿茶酚胺及其代谢产物基本正常,可用以鉴别诊断。

二、尿 3-甲基-4 羟基扁桃酸的测定

VMA(vanillylmandelic acid,VMA)即香草基扁桃酸,化学名为 3 甲氧基-4 羟基扁桃酸。它是肾上腺素和去甲肾上腺素的共同最终代谢产物。其测定

方法为化学法。

【参考值】

2～6 mg/24 h

【临床意义】

同儿茶酚胺。主要对嗜铬细胞瘤进行诊断,阳性率为70％左右。阳性结果对诊断意义较大,但阴性不能排除本病,其原因为:① 处于肿瘤不发作期;② 尿中VMA正常而其前身儿茶酚胺升高;③ 有些患者尿中VMA基础值低下,即使发生肿瘤仍不超过正常范围,在发作时留尿更有诊断意义。

三、尿中总间甲基肾上腺素测定

测定尿中总间甲基肾上腺素(TMN)的值最近已强调用来做高血压患者有无嗜铬细胞的过筛试验。间甲基肾上腺素是儿茶酚胺的中间代谢产物。儿茶酚胺在代谢时有90％形成甲氧基化合物,其中有30％是TMN和间甲基去甲肾上腺素。正常人尿中TMN的排泄为1 mg/d,儿童略高。

【参考值】

<1.0 mg/d

【临床意义】

嗜铬细胞瘤和成神经细胞瘤时TMN水平显著增。因此,该试验目前用来做高血压患者有无嗜铬细胞瘤的过筛试验。

(蒋　健　董一善)

第三节　性激素测定

一、睾酮检测

男性睾酮(testosterone,T)主要是由睾丸间质细胞分泌,肾上腺皮质及卵巢也有少量分泌。属19碳类固醇激素,是血中活性最强的雄性激素。睾酮经代谢生成生物活性更强的双氢睾酮(DHT),也可被芳香化为雌二醇。睾酮的分泌受促黄体生成激素(LH)的调节,与下丘脑-垂体轴之间存在负反馈关系。在女性,睾酮主要由卵巢和肾上腺分泌的雄烯二酮转化而来。睾酮分泌具有生理节律,通常清晨最高,中午时最低。睾酮主要在肝脏灭活,与白蛋白和性腺结合球蛋白结合在体内运输。其主要生理功能是刺激男性性征的出现,促进蛋白质的合成,伴有水钠潴留和骨钙、磷沉积。此外,睾酮还与FSH协同维持生精。

【参考值】

男性:成人300～1 000 mg/dl(放免法)

青春期前(后)10～20 mg/dl

女性:成人20～80 mg/dl

青春期前(后)20～80 mg/dl

绝经期8～35 mg/dl

【临床意义】

1. 血睾酮增高

血睾酮增高见于:① 睾丸间质细胞瘤;② 先天性肾上腺皮质增生(21和1-羟化酶缺陷)及肾上腺肿瘤;③ 女性男性化,XYY女性,多囊卵巢综合征患者;④ 注射睾酮或促性腺激素;⑤ 多毛症。

2. 血睾酮减低

血睾酮减低见于:① 先天性睾丸发育不全综合征,睾丸炎或X线照射后等;② 腺垂体功能减退;③ 性腺功能减退:类睾综合征(如Kallman综合征)及睾丸不发育或睾丸消失综合征。

(李家靖　徐　宁)

二、双氢睾酮测定

双氢睾酮(dihydrotestosterone,DHT)是19碳类固醇雄性激素。血循环中的双氢睾酮一部分来自睾丸间质细胞的合成、分泌,一部分由睾酮在外周的代谢转换而来。其产生率男性约300 μg/d,女性50～70 μg/d,在有的靶细胞内睾酮必须代谢至DHT后,再和相应的特异受体相结合发挥生理效应。DHT的生理作用同睾酮。

【参考值】

男性：1.02～2.72 nmol/L(放免法)

女性：0.10～0.43 nmol/L

【临床意义】

双氢睾酮增高见于男性睾丸间质细胞瘤、女子多毛症、多囊卵巢综合征、真性性早熟等。

双氢睾酮减低见于睾丸女性化、睾丸发育不良、睾丸间质细胞发育不良、女性外阴硬化性苔藓等。

（徐　宁　崔文贤）

三、脱氢表雄固酮测定

脱氢表雄固酮(dchydroepiandrosterone,DHA)是由 17a 羟孕烯醇酮经 17 碳链酶作用而成,为雄烯二酮及睾酮的前体,DHA 是肾上腺皮质分泌的主要雄激素。此外,卵巢与睾丸也有少量产生,成人平均每日分泌量约为 25 mg。DHA 入血后一部分在外周组织转化为睾酮(雄性激素的生理作用见睾酮项)。

【参考值】

男性：20.8～45 nmol/L　(32.3±12.1)nmol/L(放免法)

女性：13.8～31.2 nmol/L　(21.4±8.3)nmol/L

【临床意义】

肾上腺皮质肿瘤患者能产生大量的 DHA,尤其是恶性肾上腺肿瘤。先天性肾上腺皮质增生症,如 3 - β 羟脱氢酶缺乏症、(17 - β 羟脱氢酶缺陷症)、女性多毛症。妊娠中晚期母血中 DHA 降低。

（徐　宁　张　铭）

四、雄烯二酮测定

雄烯二酮的生物活性介于活性很强的雄性激素睾酮和雄性激素很弱的去氢雄酮之间。雄烯二酮具有激素原的特性。在女性雄烯二酮的 50% 来自卵巢,50% 来自肾上腺。女性日产率超过 3 000 μg,男性则更高。成年男性雄烯二酮测定水平略低于同龄女性,绝经妇女因肾上腺及卵巢的含量均减少致血循环中的浓度下降。

【参考值】

男性:3.5~7.5 nmol/L　平均值(6.3±1.7)nmol/L

女性:4.5~10.8 nmol/L　平均值(7.1±2.0)nmol/L

【临床意义】

正常妇女雄烯二酮的分泌量为睾酮的 10 倍。在女性卵巢中也能测到雄烯二酮,男性化疾病的女性雄烯二酮水平可升高。先天性肾上腺皮质增生时可增高,多囊卵巢病时雄烯二酮正常或轻度升高,多毛症时增高。

雄烯二酮减低见于男性发育延迟(1.6~3.0 n±nmol/L),侏儒症。

五、去氢表雄酮硫酸酯测定

血清中去氢表雄酮(dehydroepiandrosterone,DHEA)大部分以硫酸结合物(DHEA-S)的形式存在。大约 90% 血循环中 DHEA-S 来自肾上腺皮质网状带,血清中浓度多用于评价疑有肾上腺雄激素分泌过多的情况。血清DHEA-S 与 24 h 尿 17-酮类固醇的排出量密切相关,临床意义大致相同。

【参考值】

男性:200~3 350 mg/ml　(放免法)

女性:青春前(男性及女性)100~600 mg/ml

　　　绝经前 700~3 900 mg/ml

　　　绝经后 110~610 mg/ml

【临床意义】

DHEA-S 增高见于肾上腺肿瘤、多囊卵巢综合征、迟发型 21-羟化酶缺乏的腺上腺皮质增生时 DHEA-S 常正常

六、17α-羟孕酮测定

17α-羟孕酮(17-α-hydoxy progesterone,17α-OHP)由肾上腺皮质及性腺产生,其孕酮活性很低。17α-OHP 经 21 羟化生成皮质醇的前体化合物S(CpS)。17α-OHP 具有与肾上腺皮质醇相一致的昼夜节律变化。成年育龄

妇女 17α-OHP 浓度随月经周期而变化,黄体期高于卵泡期。妊娠时胎儿、胎盘及肾上腺可产生大量 17α-OHP。妊娠 32 周后 17α-OHP 浓度急剧升高直到分娩期,17α-OHP 也存在于新生儿的脐带血中。

【参考值】

育龄女性:卵泡期　0.1～0.8 mg/ml

　　　　　黄体期　0.27～2.9 mg/ml

　　　　　妊娠末 3 个月　2～12 mg/ml

男性:0.31～2.13 mg/ml

【临床意义】

21-羟化酶缺乏的先天性肾上腺皮质增生患者血 17α-OHP 浓度明显升高,11-羟化酶缺乏时 17α-OHP 上升幅度较少。约 6% 的成年多毛女性有不同程度的 21-羟化酶缺乏。这一类迟发型缺乏症病例中 17α-OHP 浓度超过卵泡期的高限 0.9 mg/ml。17α-OHP 的测定也用于分析男性和女性的普通痤疮、男性秃顶及一些不明原因的不育症。

七、雌二醇测定

雌二醇(estradiol,E_2)是一种 C18 类固醇激素,E_2 由睾丸、卵巢和胎盘分泌释放入血,或由雄激素在性腺素外转化而来。E_2 是生物活性最强的天然雌激素。对于排卵的女性,E_2 起初来源于一组正在成熟的卵泡,最后则来源于一个完整的即将排卵及由它形成的黄体。绝经后的女性 E_2 来源于雄激素的转化,血循环中 E_2 水平低,不具周期性变化。青春期前的儿童和男性 E_2 水平低,也不具周期性变化。

【参考值】

男性:110～264.2 pmol/L　(183±55)pmol/L

女性:卵泡期:132～220 pmol/L　　平均值(176.16±33)pmol/L

　　　排卵期:1 431～2 932 pmol/L　平均值(1 963.4±664.2)pmol/L

　　　黄体期:403.7～1 123 pmol/L　平均值(847.7±286.2)pmol/L

【临床意义】

血雌二醇浓度是检查下丘脑、垂体、生殖靶腺轴功能指标之一。对诊断早熟、发育不良等内分泌及妇科疾病有一定价值。E_2 增高还见于多胎妊娠、糖尿病孕妇、肝硬化、卵巢癌、浆液性囊腺癌、不明原因乳房发育、男性肾上腺肿瘤等。

E_2 减低见于妊娠高血压综合征、无脑儿、下丘脑病变、垂体卵巢性不孕、皮质醇增高症。席汉综合征，胎儿宫内死亡，下丘脑促性腺激素释放激素 (GnRH) 类似物对垂体具有调节作用等。

八、雌三醇测定

雌三醇 (estriol, E_3) 属 18 碳类固醇激素。一般认为 E_3 是 E_2 和雌酮的代谢产物，活性物较它们低。在妊娠中晚期，胎盘合成的 E_3 大部分来自胎儿的 $16 - \alpha -$ 羟硫酸脱氢异雄酮。E_3 能反应胎儿、胎盘单位功能，因此通过测定 E_3 监测胎盘功能及胎儿健康状态具有重要意义。

【参考值】

成人：	$(0.58 \pm 0.04) \mu g/L$
妊娠期（周）	$(X \pm SD) \mu g/L$
26	(4.54 ± 0.50)
27	(5.90 ± 1.36)
29	(6.14 ± 1.10)
31	(6.37 ± 1.66)
33	(7.59 ± 1.44)
34	(7.95 ± 1.44)
35	(10.16 ± 2.29)
37	(13.05 ± 2.59)
39	(15.52 ± 2.30)
$41 \sim 42$	(16.25 ± 3.17)

羊水：$1.85 \sim 13.5 \mu g/L$

【临床意义】

1. E_3 增高

E_3 增高见于先天性肾上腺增生所致胎儿男性化、肝硬化。

2. E_3 减低

E_3 减低见于胎儿先性肾上腺发育不全,无脑儿,胎儿宫内生长迟缓,孕期应用糖皮质激素,胎盘硫酸酯酶缺乏,过期妊娠,胎儿窘迫,死胎,胎儿功能不良,妊娠高血压综合征等。

九、雌酮测定

雌酮(estrone,E_1)属 18 碳类固醇雌激素。其活性次于 E_2。E_1 来源于地脱氧异雄酮(DNA),E_2 在肝脏灭活后亦生成 E_1。

【参考值】

男性:(216.1±83.3)pmol/L

女性:卵泡期(290.8±77.3)pmol/L

排卵期(1 472.6±588.7)pmol/L

黄体期(814.0±88.8)pmol/L

绝经后(125.1±88.8)pmol/L

【临床意义】

1. E_1 增高

E_1 增高见于睾丸肿瘤、心脏病、肝病、系统性红斑狼疮、心肌梗死、多囊卵巢综合征、卵巢颗粒细胞肿瘤。

2. E_1 减低

E_1 减低见于原发性或继发性闭经;垂体促性腺激素细胞功能低下,LH 和 FSH 分泌减少,继而卵巢内分泌功能减退,雌酮和雌二醇均降低。高催乳素征、神经性厌食,Turner 综合征。

十、孕酮测定

孕酮(progesterone,P)是在卵巢、肾上腺皮质和胎盘中合成的,尿中主要代谢产物是孕醇。由于 LH 和 FSH 的影响,在正常月经周期的排卵期卵巢分泌孕酮增加,排卵后 6～7 d 达高峰。排卵后的黄体是月经期间孕酮的主要来源,如果卵子未受精,则黄体萎缩出现月经,孕酮水平下降;如果卵子受精,由于来自胎儿胎盘分泌的促性腺素的刺激,黄体继续分泌孕酮。妊娠第 7 周开始胎盘分泌孕酮的自主性增强,在量上超过黄体。孕酮可抑制子宫兴奋性,此种对子宫收缩的抑制作用可持续至分娩前。

【参考值】

女性:卵泡期 0.2～0.9 ng/ml   平均值(0.79±0.40)ng/ml

       排卵期 1.16～3.13 ng/ml   平均值(2.05±1.11)ng/ml

       黄体期 3.0～35 ng/ml   平均值(13.59±4.25) ng/ml

       绝经期后   0.03～400 ng/ml

       妊娠   20～400 ng/ml

男性: 平均值(0.48±0.17)ng/ml

【临床意义】

1. 确证排卵

要使孕酮成为排卵的有用指标需要在黄体中期取血。太靠近月经期或在LH 分泌高峰的 3～4 d 内,孕酮正急剧升高或下跌,结果不稳定。一次随机的黄体期水平>3 ng/ml 是支持排卵的强有力证据。

2. 排除异味妊娠

孕酮水平≥25 ng/ml 可排除异位妊娠(97.5%)。

3. 排除活胎

不管胎位如何,单次血清孕酮≤5 ng/ml,可排除活胎,提示为死胎。

4. 流产

先兆流产时虽其在高值内,若有下降则有流产趋势。

(张一鸣 张 铭 袁小松)

第四节 甲状腺激素测定

一、总甲状腺素 TT₄ 测定

甲状腺素即四碘甲状腺原氨酸(T_4),是由甲状腺滤泡上皮细胞合成和分泌的甲状腺激素。甲状腺原氨酸的基本结构是由一个酪氨酸残基和一个酚环构成。正常人平均每日的 T_4 分泌量为 $(90\pm9)\mu g$,每日分泌的量不到甲状腺内储存量的 1%。 T_4 进入血液循环后约 99.96% 与结合蛋白结合;其中约 60% 与甲状腺素结合球蛋白(TBG)结合,30% 与甲状腺素结合前白蛋白(TBPA),余下的与白蛋白结合。甲状腺外 T_4 的循环总量为 900 μg。 T_4 是血清中最多的碘化甲状腺原氨酸,占血清蛋白结合碘的 90% 以上。 T_4 的半衰期为 7 d, T_4 是具有生物活性的甲状腺激素,促进糖、脂肪、蛋白质代谢,产生能量和热,促进生长发育。近年来有人认为 T_4 是 T_3 的前激素。

【参考值】

成人:	$65\sim156$ nmol/L
1~5 岁:	$90\sim194$ nmol/L
5~10 岁:	$77\sim168$ nmol/L
新生儿:	$142\sim310$ nmol/L

【临床意义】

1. 总甲状腺素(TT_4)含量的测定

TT_4 是判断甲状腺功能和判别下丘脑-垂体甲状腺轴功能的指标。甲状腺素的测定也是诊断新生儿先天性甲状腺功能低下的有效方法。 TT_4 增高主要见于甲状腺功能亢进(包括原发性、二发性、三发性甲状腺功能亢进,以及高功能腺瘤, T_4 型甲状腺功能亢进),亚急性甲状腺炎,大量服用甲状腺素;组织对甲状腺激素不敏感时无甲状腺功能亢进症状,但有外周血 T_4 增高。

2. TT_4 减低

TT_4 减低见于甲状腺功能减退(包括原发性、继发性)、甲状腺缺乏症。

3. 非甲状腺疾病

血 TBG 浓度的变化,显著影响 TT_4 浓度的测定结果。TBG 增高时,测定的 TT_4 值亦增高。引起 TBG 增高的因素有雌激素、口服避孕药等,故孕妇 TT_4 增高。精神病及一些非甲状腺疾病患者,极少数会出现高 TT_4 血症,但无甲状腺功能亢进症状。原发疾病缓解后, TT_4 恢复征象。雄激素使 TBG 减少, TT_4 也减低,如各种非甲状腺疾病包括各种肝病、肝硬化、肝性脑病、肾病、肾衰竭、心肌梗死、呼吸及消化等系统的严重疾病、传染病、创伤、烧伤、颅脑外伤、恶性肿瘤、糖尿病等,均可导致低 T_3 综合征,病情严重者 T_4 也减低。若 T_4 显著降低,显示病情危重,预后不良。

二、总 3,5,3 - 三碘甲状腺原氨酸（T₃）测定

3,5,3 - 三碘甲状腺原氨酸简称（T_3）。血清中的 T_3 大多数为外周组织脱碘化而来，占每日 T_4 产量的 $1/2\sim1/3$，有 $10\%\sim38\%$ 的 T_3 来自甲状腺的直接分泌。T_3 的日产量约 30 μg，T_3 的甲状腺外池总量为 40 μg，其血清浓度半衰期为 1 d。血清中大多数（99.5%）与结合蛋白结合，其中 90% 与 TBC 结合，其余与白蛋白结合，与 TBPA 结合的量极少。T_3 的生物活性为 T_4 的 $5\sim10$ 倍，尽管血清中 T_3 的浓度为 T_4 的 $1/50\sim1/80$，但 T_3 在甲状腺总的代谢中占 65% 左右。T_4 进入靶细胞后要转变成 T_3 才能发挥生物效应，故认为 T_3 是更为重要的甲状腺素。

【参考值】

成人：	$1.2\sim3.2$ nmol/L
1～5 岁：	$1.54\sim4.00$ nmol/L
6～10 岁：	$1.39\sim3.70$ nmol/L
新生儿：	$0.98\sim4.26$ nmol/L

【临床意义】

血 TT_3 测定的临床意义基本同血 TT_4（详见 TT_4 测定）。需要补充说明的是 T_3 的检测对甲状腺功能亢进（甲亢）的诊断及对甲亢治疗后复发的监测比 T_4 灵敏，它是 T_3 型甲亢的特异性诊断指标。甲状腺功能减退患者血清 TT_3 降低，随后 TT_4 的降低。在甲状腺功能减退的早期，TT_3 下降不明显，甚至代偿性增高。因此，单独测定 TT_3 对甲状腺功能减退的诊断意义不大。在非甲状腺的严重疾病（如肝、肾、心、消化、呼吸、传染病、恶性肿瘤、外伤、烧伤、颅脑外伤）、手术应激、饥饿、糖尿病等均可发生 TT_3 的降低，导致低 T_3 综合征。低 T_3 综合征时，伴有 γT_3 的明显增高，TSH 不增高，可以与甲状腺功能减退相鉴别。

（徐　宁　张一鸣）

三、游离甲状腺素（FT₄）测定

血循环中的甲状腺素绝大部分（99.96%）都与结合蛋白结合，仅有少量为

游离甲状腺素(free thyroxine,FT_4)。它们之间呈可逆的平衡状态,但只要有FT_4方能进入靶细胞与T_4受体结合后发生生物效应。尿中T_4主要反映可由肾小球滤出的FT_4,故也不受TBG影响。

【参考值】

(13.1 ± 2.9)pg/ml　$(9\sim21.6$ pg/ml$)$

【临床意义】

FT_4的测定不受血清结合蛋白(主要是TBG)含量的影响,是反映甲状腺功能的灵敏指标。各种原因所致的甲亢,FT_4增高;各种原因所致的甲状腺功能减退,FT_4减低。亚急性甲状腺炎和慢性淋巴性甲状腺炎的早期、组织对甲状腺不敏感综合征,以及大量服用甲状腺激素后FT_4亦增高。非甲状腺疾病,在病情严重时FT_4减低。

四、3,5,3-三碘甲状腺原氨酸测定

3,5,3-三碘甲状腺原氨酸又称反γT_3,是由T_4内环脱碘转变而成的(T_4的外脱碘则转变成T_3),血清中的γT_3几乎全部(97%)由T_4在外周组织转化而来,甲状腺分泌的T_4约50%脱碘产生γT_3;约3%来自甲状腺分泌。正常人每日约产生32 μg,其血清半衰期为$30\sim60$ min。γT_3无生物活性,但它是甲状腺激素代谢的重要控制作用。

【参考值】

成人:(0.62 ± 0.06)nmol/L

育龄女性:(270.3 ± 63.6)nmol/L　　范围:$(200\sim440)$nmol/L

新生儿:(4.71 ± 0.39)nmol/L

【临床意义】

1. 甲状腺疾病

各种原因所致的甲亢,γT_3增高;各种原因所致的甲状腺功能减退,则γT_3减低。并且认为γT_3的测定比T_3、T_4敏感。慢性淋巴细胞性甲状腺炎、单纯性甲状腺肿时,γT_3降低。

2. 药物对γT_3的影响

已知丙硫氧嘧啶、普萘洛尔、胺碘酮,可抑制T_4向T_3转化,从而使血清

γT$_3$ 增高。

3. 非甲状腺疾病

各种严重疾病如肝炎、肝硬化、肝性脑病、肾病、肾衰竭、心肌梗死及严重的呼吸和消化等系统疾病、传染病、恶性肿瘤、创伤、烧伤、颅脑外伤，以及手术、饥饿等、血清 γT$_3$ 明显升高，T$_3$/γT$_3$ 比值是一主要指标。

（徐　宁　高云朋）

五、游离 3,5,3 –三碘甲状腺原氨酸(FT$_3$)测定

血循环中的 T$_3$ 绝大部分(99.5％)与结合蛋白结合，仅有少量为游离激素。它们之间 可逆的平衡状态，但只有游离型的 T$_3$(free T$_3$)才能进入靶细胞，与 T$_3$ 受体结合，发挥生物效应。

【参考值】

(3.6±0.6)pg/ml　　　　　平均值(2.6～4.7 pg/ml)

【临床意义】

FT$_3$ 的测定不受血清结合蛋白(主要是 TBG)含量的影响，是甲状腺功能的灵敏指标。各种原因所致的甲亢，FT$_3$ 增高；各种原因所致的甲状腺功能减退 FT$_3$ 降低。亚急性甲状腺炎和慢性淋巴细胞性甲状腺炎的早期、组织对甲状腺激素不敏感性综合征，以及大量服用甲状腺激素后 FT$_3$ 增高；非甲状腺疾病(见 TT$_4$ 测定)导致低 T$_3$ 综合征时，FT$_3$ 一般不降低。

六、游离甲状腺素指数检测

游离甲状腺素生物活性部分能直接反映甲状腺功能，且不受 TBG 变化的影响，但含量甚微，测定较困难，所需试剂价格也较昂贵。临床上可用游离甲状腺素指数(FT$_4$I,FT$_3$I)间接反映血清游离甲状腺素水平。

【参考值】

FT$_4$I：5.45～12.8　　　　平均值(8.09±1.6)

FT$_3$I：46.75～21.55　　　平均值(126.25±36.08)

【临床意义】

FT$_4$I 和 FT$_3$I 可较好地反映甲状腺功能;甲亢时增高,甲状腺功能减退时减低。FT$_3$I 在肝硬化,肾病等疾病和低 T$_3$ 综合征时减低。

七、促甲状腺素测定

促甲状腺素(thyroid-stimulating hormone,TSH)由腺垂体分泌,它由 α、β 两条多肽链以非共价形式结合而成。其中 α 亚单位与 FSH、LH、人绒毛膜促性腺刺激素(hCG)的亚单位的结构相同,而 β 亚单位则具有其本身的生物学和免疫学特性。TSH 受 TRH 刺激产生和释放,负责调解甲状腺功能,受甲状腺激素的反馈控制。

【参考值】

正常值＜10 MIU/L

【临床意义】

(1) TSH 测定是诊断原发性甲状腺功能减退最灵敏的指标,根据甲状腺和垂体间的负反馈关系,原发性甲状腺功能减退患者 TSH 常达较高水平。

(2) 灵敏的 TSH 测定方法能够很好地测定参考值低限以下的 TSH 水平,比 T$_3$、T$_4$ 更早地诊断"亚临床型甲状腺功能亢进"。此外,本法还是评估甲状腺功能减退患者甲状腺制剂替代治疗是否得当,治疗后多长时间 TSH 水平恢复正常的参数。

(3) 地方性缺碘性、高碘性甲状腺肿和单纯弥漫性甲状腺肿,血清 TSH 升高。

(徐　宁　高云朋)

八、促甲状腺激素释放激素测定

促甲状腺激素释放激素(thyrotropin-releasing hormone,TRH)是由下丘脑分泌的一种三肽,其生理功能是通过一系列途径使腺垂体细胞内储存的 TSH 释放,血中 TSH 及 T$_3$、T$_4$ 含量增高。测定血浆 TRH 的同时测定 TSH、T$_3$、T$_4$,这样可以了解甲状腺病变的病因,病变发生在甲状腺还是垂体或下丘脑。TRH 已由人工合成成功,并应用于临床。

【参考值】

(19.8±3.1)pg/ml

【临床意义】

(1) 原发性甲状腺功能低下时 TRH 增高,TSH 也升高。重症时,血浆 TRH 达 3 200 pg/ml。

(2) 继发性甲状腺功能低下可由垂体及下丘脑病变引起。垂体性甲状腺功能减退如临床上常见的席汉综合征,TRH 升高也可正常。下丘脑性甲状腺能减退血浆 TRH 分泌减少,整个下丘脑-垂体-甲状腺轴系统功能低下。

(3) 甲状腺功能亢进时 TRH 正常或降低,也可升高。

(4) 亚急性甲状腺炎早期血 TRH 正常,后期甲状腺功能减退时升高。

(5) 先天性单独 TRH 缺乏症临床罕见。

(6) 下丘脑功能紊乱时有多种激素的改变,有时有类似下丘脑性甲状腺功能减退的改变。

(李家靖　徐　宁)

九、甲状旁腺激素测定

甲状旁腺激素(parathyroid hormone,PTH)是由 84 个氨基酸组成的多肽链,相对分子质量为 9 500,进入血液中后分离为有生物活性的氨基末端片段 (PTH - N)和无生物活性的羟基片段(PTH - C)。还有其他的断裂方式,包括一个中间片段(PTH - M)。

在血浆中 TPH - M 和 PTH - C,因为它们在血浆中消失的速度比整个分子和 PTH - N 慢。无活性部分主要在肾小管过滤作用下被排出,在肾衰竭时,会积累较高的浓度。因此,检测 PTH - M 和 PTH - C 是血浆中有免疫活性 PTH 的最好的指标。

【参考值】

<0.2 ng/ml(放免法)

【临床意义】

(1) 甲状旁腺激素主要调节钙离子水平。它的检测已证明在鉴别高钙血症和低钙血症上具有重要的价值,同时对怀疑是甲状旁腺疾病的研究及对血液透析的监测都有重要意义。

（2）在正常情况下,血浆钙离子水平与血浆 PTH 水平成反比。低钙血症时,PTH 水平上升,以增加肾小管对钙的重吸收及促进骨组织分解。反之,PTH 的分泌受到高钙水平的抑制。而 PTH - M 不受血浆中钙浓度的影响。因此,可以根据血浆钙离子水平评估 PTH 的水平。

（3）原发性甲状旁腺功能亢进或异位 PTH 分泌导致的高钙血症,大多数患者有较高的 PTH 值。相反,其他原因引起的高钙血症,PTH - M 的水平仍保持在正常范围。继发性甲状旁腺亢进者 PTH 水平也高,通常伴有肾衰竭,由于低钙不断刺激甲状旁腺的结果。低钙血症伴有低 PTH 水平,可能由于甲状旁腺功能减退、手术后或放射性治疗引起。

（徐　宁　李家靖）

十、降钙素测定

人降钙素(calcitonin,CT)是一种单链肽激素,最早产生于甲状腺,由人旁滤泡 C 细胞分泌出来,而不是由甲状腺素分泌细胞分泌的。降钙素有 32 个氨基酸,相对分子质量为 3 418。在病理条件下,此激素是有一定的异质性。其半衰期在血浆中为 10 min,主要由肾脏代谢。由于因子,降钙素也能被降解,所以,样本收集后应立即进行冷冻。

降钙素的生理学作用不是固定的,但它有降低钙和磷的作用。通常钙水平的升高和降低即标志着降钙素的分泌情况,循环中钙水平升高则降钙素水平也迅速升高。

【参考值】

10～380 ng/L　(72±7)ng/L(放免法)

【临床意义】

（1）CT 增高见于甲状腺髓样癌、异位 CT 分泌综合征、促胃液素瘤、肾衰竭、甲亢。

（2）CT 减低见于甲状腺全切除、甲状腺功能减退,单纯性甲状腺肿,糖尿病性骨质疏松等。

（蒋　健　高云明　刘忠伦）

第五节 环磷苷酸测定

一、环一磷酸腺苷(cAMP)测定

cAMP 是一种小分子半抗原,其特异性抗体是以人工合成的 2 - 0 - ScAMP - BSA 结合物免疫动物所获得。环磷酸嘌呤核苷是普遍存在于生物细胞和体液中的一种耐热小分子化合物,由 ATP 在腺苷酸环化酶及 Ca^{2+} 参与下生成。cAMP 和 cGMP 一起共同调节,控制细胞的生长和繁殖,并且和多种生理、生化代谢过程有密切关系,是细胞内的第二信使。

【参考值】

血浆:(24.0 ± 6.6)nmol/L

脑脊液:(8.7 ± 3.3)nmol/L

尿液:$2.5 \sim 4.7$ nmol/mg 肌酐

【临床意义】

cAMP 作为肽类激素的第二信使,在激活蛋白激酶使核糖体中蛋白质磷酸化,加速翻译过程和促进特异性蛋白质的合成起着非常重要的调控作用。故测定生物样品中 cAMP 主要用于基础理论的研究及一些疾病发病机制的探讨。大量的研究资料表明测定 cAMP 对临床下列常见病的诊断及疗效判断具有一定的意义。

1. 心血管疾病

动物实验发现动脉粥样硬化病灶中 cAMP 降低,磷酸二酯酶活性升高。在临床,心肌梗死发病期 cAMP 增高。与病情平行,随病情好转而值降低或正常,cAMP 可作为心肌梗死观察治疗及预后的一种指标。

2. 神经系统疾病

脑出血、蛛网膜下腔出血、脑囊虫病、结核性脑膜炎等脑脊液中 cAMP 升高。颅内高压患者脑脊液中 cAMP 降低。

3. 甲状旁腺疾病

甲状腺功能低下时,尿中 cAMP 降低。甲状旁腺功能亢进时,尿中 cAMP

升高。

4. 呼吸系统疾病

支气管哮喘患者血浆和尿中 cAMP 降低。

5. 其他

尿毒症、甲状腺功能亢进、肝硬化、肝炎和接受糖皮质激素治疗,血浆 cAMP 升高。

二、环磷酸鸟嘌呤核苷(cGMP)测定

环磷酸鸟嘌呤核苷(cyclic guanosine monophosphate, cGMP)广泛分布于各种组织中,其含量为 cAMP 的 1/10~1/100,由鸟苷酸环化酶催化 GTP 而生成,被磷酸二酯酶分解。cGMP 与 cAMP 的作用相反,cGMP 有乙酰胆碱的作用,抑制心肌收缩力、降低心率、增加神经兴奋性、刺激白细胞溶酶体释放水解酶、刺激淋巴细胞分裂增殖、抑制糖异生及兴奋交感神经的功能。

【参考值】

血浆:(4.75±0.31)nmol/L

脑脊液:(3.1±0.42)nmol/L

【临床意义】

在生物医学研究的许多领域,往往同时判定 cAMP 和 cGMP 两种物质的浓度。目前认为 cAMP 和 cGMP 是相互拮抗的物质,在正常生理状态下,组织或血浆中的 cGMP 和 cAMP 浓度比值保持相对恒定。两者比例失调是某些疾病发病机制的一项客观指标。故测定 cGMP 主要用于医药学的基础理论研究,如在下列疾病时测定 cGMP 浓度变化有一定临床意义。

1. 心血管疾病

急性心肌梗死,血浆 cGMP 明显升高,最高可达 20 nmol/L 以上,陈旧性心肌梗死一般升高不超过 15 nmol/L。高血压和冠心病时血浆 cGMP 平均值高于正常。

2. 甲状腺疾病

甲状腺功能亢进时血浆 cGMP 浓度略高于正常,甲状腺功能低下时血浆

cGMP 降低。

3. 肾病

慢性肾炎时血浆 cGMP 升高,尿毒症患者血浆 cGMP 升高尤为显著,而 cAMP/cGMP 比值降低。

4. 免疫功能

cGMP 能单独刺激淋巴细胞增殖,参与促进淋巴细胞转化过程。

5. 中医学

阴虚患者血浆 cGMP 升高,阳虚患者血浆 cGMP 则显著升高。有人提出 cAMP/cGMP 比值变化是虚证学说的物质基础。

三、环磷酸胞嘧啶核苷(cCMP)测定

目前体内内源性环磷酸胞嘧啶核苷(cycliccytosine monophophate, cCMP)含量及其作用的研究远不如嘌呤环核苷酸 cAMP 和 cGMP 深入。采用放射免疫测定(RIA)方法(放免法)测定环核苷酸的主要在于其灵敏度。对 cAMP,采用 $2'-0-$ 琥珀酰 cAMP 方法可提高灵敏度,因为 cAMP 抗体对琥珀酰 cAMP 比 cGMP 本身有更高的亲和力。但在对样品琥珀酰化的过程中,剩余的琥珀酰会干扰抗原-抗体反应。为避免此干扰需将样品稀释,而这样又将降低灵敏度。这种方法虽对 cAMP 和 cGMP 没有问题,但 cCMP 浓度太低不适用。本法采用乙酰化处理样品,提高亲和力,而加入的乙酸和三乙胺可用蒸干的方法去除,故样品不需要稀释,灵敏度比乙酰化前提高 30 倍。

【参考值】

血浆：<0.6 nmol/L(放免法)

尿：(0.09±0.01)nmol/L

【临床意义】

白血病时尿中 cCMP 分泌明显增加,可作为诊断白血病的新方法,cAMP 和 cGMP 无明显变化。

(董一善　徐　宁　刘忠伦)

第六节　肽类激素测定

一、胃泌素测定

胃泌素又称促胃液素,主要由胃窦及小肠上部黏膜 G 细胞分泌,胰岛的 D 细胞也可产生胃泌素。胃泌素存在于血液、组织及胃液、肠液中。循环血液中的胃泌素主要为 17 肽(G17)和 34 肽(G34)。G34 是外周循环存在的主要形式,可转化为 G17,故可能是 G17 的前身。胃泌素的主要生理功能是短期的强烈刺激胃酸分泌作用和长期的胃黏膜营养作用。

【参考值】

血清:17.7~143 ng/L　(63.33±38.9)ng/L

【临床意义】

1. 血清胃泌素增高

血清胃泌素增高常见于胃泌素瘤(>1 000 ng/L 可确诊)、胰腺肿瘤。正常及低胃酸性胃溃疡、A 型萎缩性胃炎、残留胃窦综合征、胃切除术后、迷走神经切断术后,可有轻度升高,一般幅度不超过 500 ng/L。十二指肠溃疡患者血清空腹胃泌素基本正常,但蛋白餐后胃泌素的反应高于对照组,十二指肠和胃窦黏膜中胃泌素的比值为(0.18±0.03)ng/L,较正常人(0.08±0.01)ng/L 明显升高。小肠切除术后;甲亢患者治疗后血清胃泌素明显下降,11％甲亢患者胃酸缺乏,必要时应测定胃泌素、前列腺素、维生素 B_{12},以防高促胃液素血症发生胃恶变的可能。甲状旁腺功能亢进时胃泌素也升高;幽门螺杆菌阳性的胃炎或消化性溃疡患者;胃癌时胃泌素的变化与病变部位有关,胃体癌时期显著升高,胃窦癌时减少,癌组织中胃泌素几乎检测不到;慢性肾功能不全时排泄减少,胃泌素水平仍高于正常人的 2~3 倍以上[(145.9±16.3)ng/L],透析后有明显下降,肾移植后其值可恢复正常;有心脏迷走神经病变的糖尿病常伴有高胃泌素症,对糖尿病患者进行胃泌素测定有利于提示自主神经病变的存在。

2. 血清胃泌素降低

血清胃泌素降低见于胃食管反流。胃泌素降低贲门区高压带张力,致使胃内容物反流。甲状腺功能减退时血清胃泌素减低。β 型萎缩性胃炎、胃窦黏膜萎缩直接影响 G 细胞分泌胃泌素功能。

二、骨钙素测定

骨钙素也称骨 γ-羟基谷氨酸蛋白(osteocalcin,BGP)是由成骨细胞产生和分泌的一种激素样多肽,主要生理功能是维持骨的正常矿化速率,抑制异常的羟磷灰石结晶的形成,抑制生长软骨的矿化速度。血中 BGP 水平反映骨组织的转换。

【参考值】

男性:(5.44±1.9)μg/L

女性:(4.39±0.98)μg/L

【临床意义】

目前研究结果表明 BGP 在调节骨钙代谢中起着重要的作用,是研究骨代谢的一项新的生化标志物。在临床对骨质疏松综合征、老年医学、钙代谢等测定血清 BGP 是一项有价值的指标。BGP 增高见于甲状旁腺功能亢进症、骨肿瘤、骨软化病、尿毒症、佝偻病、卵巢切除、甲状腺功能亢进、肢端肥大症。BGP 减低见于骨质疏松、特发性甲状旁腺功能减退,甲状腺功能减退,席汉综合征,肾上腺皮质功能亢进。

三、内皮素测定

内皮素(endothein,ET-1)是由血管内皮细胞产生,由 21 个氨基酸残基组成活性多肽,具有强烈收缩血管作用。内皮素还能促进血液平滑肌细胞 c-fos 和 c-myc 原癌基因的表达,促进平滑肌细胞肥大。

【参考值】

血浆:(4.6±1.8)ng/L

血清:(46.88±23.14)ng/ml

【临床意义】

ET-1 作为一种生物活性肽,对病体的主动脉、肺动脉、冠状动脉和肾脏动脉具有强大的作用。尤其对冠状动脉更为明显。它的发现及放免测定法的建立,对正常生理及临床心血管疾病的防治研究提供了一项新的指标。

ET－1增高见于急性心肌梗死、血栓性疾病、脑出血、急性肾功能不全、感染性休克、心脏移植、胰腺癌、宫体腺癌、胃癌患者,内皮素在上述疾病的发病过程中增高,反映了内皮细胞受到刺激或损伤后产生与释放内皮素增高。原发性高血压和冠心病患者内皮素轻度升高。由于内皮素可促进心肌细胞和血管平滑肌细胞增殖肥大,它可能是诱发动脉粥样硬化的一个因素。

四、心钠素测定

心钠素也称心房利钠多肽(atrial natriuretic polypeptide,ANP),人类ANP有α、β、γ3种分子形式,分别由28、56、126个氨基残基组成。α－ANP是人心钠素的基本形式,β－和γ－ANP可能是α－ANP的1/4和1/5～1/10。ANP主要由心房合成及分泌,在肺、脑、甲状腺、肾上腺、垂体、颌下腺和生殖系统也有存在。血浆中ANP主要来自心房。ANP具有强大的利钠、利尿、舒张血管、降低血压、对抗肾素血管紧张素系统和血管加压素作用;ANP可舒张肺动脉和支气管,增加肺表面活性物质,增进肺通气和换气功能;ANP可以抑制脉络丛分泌脑脊液,调节脑细胞外液量;可以促进毛细血管内液体外溢,增加血细胞比容,降低全身血浆容积;具有改善心律失常和调节心功能的作用;还有促进性激素分泌等功能。但ANP最主要的作用是调节体内水平衡,保持循环血量的相对稳定。

【参考值】

(0.52±0.38)μg/L

【临床意义】

1. ANP 增高

ANP增高:见于高血压、冠心病、心功能不全、室性心动过速、心脏起搏、肝硬化、醛固酮增多症、慢性肾脏疾病、甲亢、库欣综合征、糖尿病、肢端肥大症、妊娠、外科手术(应激、失血、烧伤)。

2. ANP 减低

ANP减低:见于甲状腺功能减退、肺源性心脏病、呼吸窘迫综合征。

五、脑钠素测定

脑钠素(brain natriuretic peptide,BNP)是 1988 年日本 Sudoh 等从猪脑内分离纯化的一种新的利钠激素,是由 26 个氨基酸残基组成的活性多肽,广泛分布于哺乳动物中枢和外围组织中,人脑和心脏中含量较高,血浆中也有存在。其作用与心钠素一样,有强大的利钠、利尿和降血压作用。

【参考值】
血浆:(34.66±2.99)ng/L

【临床意义】
脑钠素增高见于以下疾病:

1. 原发性高血压

血浆 BNP 的升高幅度与高血压的严重程度密切相关,如Ⅰ、Ⅱ和Ⅲ期高血压患者 BNP 相应分别为(40.08±3.12)ng/L、(87.94±9.93)ng/L 和(169.2±13.53)ng/L。

2. 脑部疾病

如脑微血管病变严重时,脑内释放 BNP 增多,可导致血浆 BNP 水平升高;伴脑梗死者血浆 BNP 水平为(112.9±9.81)ng/L,无脑梗死者为(57.78±3.16)ng/L。

3. 肾脏疾病

患者血浆 BNP 水平明显高于肾功能正常者。BNP 主要在肾内降解,肾病时功能障碍或降解酶下降,排泄及降解减少引起血浆 BNP 浓度进一步升高。

六、血管活性肠肽测定

血管活性肠肽(vasoactive intestinal polypeptide,VIP)是由 28 个氨基酸组成的碱性多肽。它广泛地分布于神经系统、胃肠道、胰腺、肺、胎盘、中性粒细胞和肥大细胞内。VIP 内分泌细胞(D 细胞)和 VIP 肽能神经纤维所释放。VIP 的生理作用:① 促使冠状动脉、脑、内脏、骨骼肌、汗腺和涎腺的血管扩张;② 抑制胃酸分泌,刺激肠液和胰腺分泌;③ 抑制食管下段括约肌和气管、支气管平滑肌收缩;④ 刺激泌乳素、生长激素和黄体生成素释放。肝、肾和脑均可清除VIP。

【参考值】

血浆:<200 ng/L

【临床意义】

血管活性肠肽增高见于:① VIP瘤又称 Verner Morrison 综合征、水样泻、低血钾无胃酸综合征、胰性霍乱等。大多数为胰岛的非B细胞瘤。胰外病变主要是成纤维细胞肿瘤包括成神经节细胞瘤、神经节瘤和成神经细胞瘤,此瘤多见于儿童。② 肥大细胞瘤瘤细胞可分泌大量VIP,与其水泻综合征有关。③ 肝硬化时血中VIP因灭活减少而浓度升高,此与蜘蛛痣(毛细血管扩张)形成可能有关。④ 长期低血压休克导致肠缺血,引起VIP大量释放,加速休克发展,VIP成为一致命因子。⑤ 短肠综合征。⑥ VIP在变态反应、哮喘和肺水肿的发病中也有一定意义。

七、胰多肽测定

胰多肽(pancreatic polypeptide,PP)是由36个氨基酸组成的肽链,相对分子质量约4 200。主要由胰岛胰多肽细胞所分泌。胰多肽的主要生理作用是抑制胰液分泌,特别是抑制胰酶分泌,抑制胆囊收缩和胆红素排泄。

【参考值】

血浆空腹:20～29 岁:(54±28)ng/L

30～39 岁:(115±98)ng/L

40～49 岁:(165±159)ng/L

60～69 岁:(207～129)ng/L

PP浓度随年龄增长而增高,此种现象可能与老年人的迷走神经的紧张性增加有关。

【临床意义】

血浆胰多肽增高见于多种胰腺内分泌肿瘤,如胰岛素瘤、胰高糖素瘤,血管活性肠肽瘤,促胃液素瘤及胰腺癌肝硬化慢性肾功能不全,急性胰腺炎。

血浆胰多肽减低见于慢性胰腺炎、肥胖症、糖尿病患者。

八、胆囊收缩素测定

胆囊收缩素(cholecystokinin,CCK)存在于小肠黏膜内分泌细胞、脑组织和周围神经系统中,主要分子形式有 33 肽(CCK－33)和 8 肽(CCk－8)两种。CCK 兼有内分泌激素作用和神经递质作用,可强烈地刺激胆囊收缩和胰酶分泌,并能促进胰腺外分泌组织生长,对肝胆汁分泌和小肠腺的分泌也有一定的刺激作用。CCK－8 是大脑皮质神经元的兴奋性递质,脑源性 CCK－8 对摄食行为的控制可能具有重要作用。

【参考值】

血浆空腹：30～300 pg/ml

脑脊液：(33.6±3.6)pg/ml

【临床意义】

脑脊液、血浆 CCK 增高见于慢性胰腺炎(胰酶缺乏)、促胃液素瘤(胃酸增高刺激或肿瘤分泌)和肾衰竭患者;减低见于服用 H_2 受体阻断剂者和乳糜泻患者。由于 CCK 主要由小肠上部释放,而乳糜泻病变部位恰在小肠上部,因此乳糜泻者血浆中 CCK 浓度降低。

九、生长介素测定

生长介素(somatomedin,SM),又称硫化因子(SF),生长调节素,是一种多肽类物质,在生长激素(GH)的作用调节并在胰岛素的协调作用下,由肝脏产生。它对软骨及附属结缔组织的形成具有广泛作用。

【参考值】

血 0.38～2.6U/L　(1.05±0.27)U/L

【临床意义】

生长介素增高见于肢端肥大症和巨人症,SM 明显升高;生长介素降低则见于侏儒症。

十、生长抑素测定

生长抑素(SS)是由 14 个氨基酸残基组成的环状多肽。SS 分布于中枢神经系统和消化道、胰腺、甲状腺、心脏、泌尿生殖器官和皮肤等部位。循环血液中的 SS 主要来自胰腺和上消化道。SS 的生理作用主要为：① 抑制几乎所有激素的分泌,特别是对生长激素、促甲状腺激素、胰岛素、胰高糖素、胃泌素和胰泌素的抑制作用很强。② 抑制消化液分泌,抑制消化道运动和吸收功能。③ 抑制血小板聚集及减少内脏器官的血流量。④ 抑制中枢神经的活动等。

【参考值】

(88±8)ng/L

【临床意义】

血浆生长抑素水平增高见于生长抑素瘤、特发性 GH 缺乏症、特发性 TSH 缺乏症、甲状腺功能减退症。

血浆生长抑素减低见于垂体生长激素瘤、TSH 瘤、甲状腺功能亢进症等。

脑脊液中生长抑素水平增高见于松果体瘤、髓母细胞瘤等脑肿瘤。

十一、降钙素基因相关肽测定

降钙素基因相关肽(calcitonin generelated peptide,CGRP)是 1983 年 Rosenfeld 用分子生物学技术发现一种生物活性多肽。它是由 37 个残基组成的神经肽,是体内最强的舒血管活性多肽,具有增加心肌收缩力的作用,对心血管活动有重要调节作用。CGRP 广泛分布中枢和外周神经系统及某些器官组织中,血液中的 CGRP 主要来自血管周围神经。CGRP 作为一种重要的神经多肽参与神经、心血管、消化及泌尿等系统的功能调节。

【参考值】

血浆：(32.99±1.40)ng/L

【临床意义】

1. 急性心肌梗死

在患者早期达(59.31±3.96)ng/L,明显高于正常人,说明心肌缺血,损伤早期 CGRP 释放增加,这可能是缺血心肌的一种代偿性保护机制。

2. 原发性高血压

CGRP 水平低于正常人[(59.31±0.42)ng/L],高血压越严重,降低越明显,显示循环中 CGRP 不足,可能是原发性高血压病的原因之一。

3. 其他

CGRP 水平减低还见于心力衰竭、尿毒症、原发性肝癌、肝硬化及十二指肠溃疡。

十二、神经肽 Y 测定

神经肽 Y 是由 36 个氨基酸组成的生物活性多肽,主要分布于中枢和外周神经系统中。在外周神经肽 Y 主要与去甲肾上腺素共存交感神经中,并由神经末梢释放,可进入血液循环。神经肽 Y 是全身最强大的血管收缩物质之一。

【参考值】

血浆 1～5 pmol/L

【临床意义】

神经肽 Y 过度释放可能是引起心肌缺血、脑血管痉挛的一个重要原因。嗜铬细胞瘤患者血中神经肽 Y 水平明显高于正常人。自发性高血压大鼠下丘脑和脑干中的神经肽 Y 含量明显高于对照大鼠,显示神经肽 Y 在高血压发病中可能具有一定意义。

十三、神经降压素测定

神经降压素(neurotensin,NT)是由 13 个氨基酸组成的单链多肽,主要分布于脑组织和胃肠道,广泛存在于心血管系统中。作为一种脑-肠肽,起着胃肠激素和神经递质的作用。NT 能抑制胃酸分泌和胃肠运动,促进小肠黏膜对阴离子的分泌;NT 能促进生长激素、胰多肽和胰高糖素释放,影响糖和胆固醇代谢,NT 能促进肥大细胞释放组胺,引起血管舒张、血压降低和血管通透性增高。NT 可能通过直接作用引起门静脉、冠状动脉和皮下脂肪组织中血管收缩,并对心房有正性变力作用。

【参考值】

血浆：20 pmol/L

【临床意义】

某些疾病的发病机制可能与 NT 的释放异常有关。十二指肠球部溃疡患者摄入脂肪后胃酸分泌高于正常人,这些患者的血浆 NT 基础和脂肪餐后血浆 NT 水平低于正常。倾倒综合征患者餐后血浆 NT 水平明显高于无症状的胃切除患者。

（张一鸣　徐　宁　高云明）

第七节　前列腺素测定

一、酸性磷酸酶与前列腺酸性磷酸酶测定

酸性磷酸酶(ACP)为前列腺癌的肿瘤标志物已有很长的历史,1938 年,Gutman 等首次报道前列腺癌血清酸性磷酸酶的血清标志,第 1 次描述血清物质与肿瘤的关系。酸性磷酸酶存在于红细胞、肝、肾及骨骼等几乎所有体内细胞的溶酶体和前列腺中。但以前列腺内的活性最高。成年男性血清中的 $1/3 \sim 1/2$ 的 ACP 来自前列腺,其余 ACP 及女性血清中的 ACP 同工酶,由于它们分子中碳氢部分不均匀性所致。已确认的同工酶有 ACPP、ACP_1、ACP_2、ACP_3、ACP_4 和 ACP_5。现在能鉴定的同工酶,仅前列腺的酸性磷酸酶(protaticacid phosphatase,PAP,vcb ACP2)和来自人脾脏的 ACP_1 和 ACP_5 在 Gaucher 病中证明了与临床应用间的关系。PAP 在前列腺中的含量较其他细胞高出 $100 \sim 1\,000$ 倍。PAP 降解精液内磷酸单酯,尤其是磷酸胆碱裂解的酶。PAP 由前列腺葡萄糖状上皮产生,有免疫特性,是前列腺的特征性酶。当前列腺细胞恶变时,便扩散进入细胞间隙,并出现在血液中。

PAP 的测定方法分 3 类：① 酶活性测定法,它是利用一些底物在样品中的 PAP 作用下发生水解的原理。使底物有多种,但灵敏度较低。② 酶免疫学的方法,较适用的是对流免疫电泳法和竞争性结合分析法。它们的特点是有较高的准确性,但灵敏度不高。③ 放射免疫分析法,其灵敏度、特异性和准确

性均优于上述两种方法。根据 ROY 等报道,RIA 法可以诊断 33％A 级,79％B 级,71％C 级和 92％D 级的前列腺癌患者,而酶学方法诊断率分别为 12％、15％、29％和 60％。

【参考值】

男性:0～2.5 μg/L　平均值[(0.82±0.62)μg/L](放免法)

女性:0～1.4 μg/L　平均值[(0.39±0.44)μg/L]

【临床意义】

(1)前列腺癌特别是转移时,血清 ACP 可显著增高。轻度增高见于急性尿潴留、变形性骨炎、近期做过直肠检查者。

(2)PAP 是前列腺癌诊断、分期、疗效观察及预后的重要指标。尤其是前列腺癌伴骨转移 PAP 水平升高显著(范围 1.78～474 μg/L)。

(3)作为前列腺手术的动态监测,手术前血清 PAP 高,术后血清 PAP 下降或正常。

(4)前列腺增生与前列腺癌的鉴别诊断,前列腺增生血清 PAP 水平为(1.30±0.84)μg/L,范围 0～4.14 μg/L,但有 8％～20％患者 PAP 增高,其水平与前列腺大小有关。恶性肿瘤 PAP 均在正常范围,曾有报道膀胱移行细胞癌可见 PAP 增高。

二、胎盘碱性磷酸酶测定

胎盘碱性磷酸酶是由 Fishman 从 1 例燕麦细胞肺癌患者(Regan)的血中发现的一种特殊的同工酶,称为胎盘碱性磷酸酶(PLAP,又称为 Regan 酶)。这种酶后来在正常肺、宫颈及卵巢组织中发现。PLAP 与一种肿瘤相关的碱性磷酸酶相似。Nagao 酶与 Regan 酶不同之处,前者对于 L-亮氨酸以非竞争性抑制非常敏感,在肺癌、乳腺癌及结肠癌患者中酶升高者占 10％～15％,在妇科肿瘤患者中升高率为 20％～30％,在精原细胞瘤为 50％～70％。利用多克隆抗体技术,进一步把 PLAP 同工酶亚型加以区分,大大提高了肿瘤诊断的准确率。

【参考值】

成人:0.02～0.1 μg/L

【临床意义】

1. PLAP 增高

PLAP 增高见于精原细胞瘤,阳性率为 88%,混合精原细胞瘤阳性率为 54%。

2. 其他类肿瘤

卵巢阳性率为 35%,宫颈癌阳性率为 25%,乳腺癌阳性率为 5.9%,支气管癌阳性率为 22.2%,肺癌阳性率为 11.2%。

三、BB 型磷酸肌酸激酶测定

BB 型磷酸肌酸激酶(creatine kinase BB,CK-BB)是由两条 β 亚单位组成的磷酸肌酸激酶,主要分布于脑、胃肠道和泌尿细胞质中。正常人血清中含量很低,占总血清 CK 的 1.1%,因为 CK-BB 不能穿越血脑脊液屏障,而且半衰期极短,血液中出现 CK-BB 主要与神经系统疾病有关。CK-BB 主要功能是维持相应组织中 ATP 含量。

【参考值】

<10 ng/ml

【临床意义】

CK-BB 增高见于前列腺癌,阳性率为 89%,并与肿瘤累及的范围有关,随病情的恶化缓解而相应增减。其他类 CK-BB 增高见于脑损伤、乳腺癌和小细胞肺癌。

四、6-酮前列腺素 $F_{1\alpha}$ 测定

前列腺素是一组由 20 个碳原子组成的不饱和脂肪酸,最早发现于精液中,故名为前列腺素(prostaglandin,PG)。PG 由一个 5 碳环结构和两条侧链构成。其结构分子为 A、B、C、D、E、F、G、H、I 等类型,字母右下角的阿拉伯数字表示 PG 分子侧链所含双键数目,如 PGE_1、PGE_2。凡 PG 5 碳环上的取代基在环平面以下者标以 α,如 $PGF_1\alpha$,若在环平面以上则标以 β,如 $PGF_2\beta$。不同类型的 PG,其生物学作用也不同。目前研究较多的有 PGE_1、

$PGE_2\alpha$、$PGF_2\alpha$、PGI_2、TXA_2 和 TXB_2,其中尤以前列环素(PGI_2)和血栓素(TXA_2)的研究最为广泛。

PG 广泛存在于哺乳动物及人的各种重要组织和体液中。在血管壁、血小板、肺、肾、胃肠、脑和生殖系统等部位含量较丰富。PG 的半衰期仅 1~5 min。6-酮-$PGF_1\alpha$ 是 PGI_2 的稳定代谢产物。PG 是在局部产生而又在局部起作用的一类激素。PG 的生理作用极为广泛复杂,各型 PG 对不同组织和细胞呈现完全不同的作用。PG 对心血管、生殖、中枢神经、呼吸、消化、泌尿系、血小板功能、炎症反应、免疫调节及肿瘤转移等均有一定的关系。PGI_2 能扩张血管,降低周围血管阻力,增加器官血流量,并有排钠利尿作用,从而使血压降低。

【参考值】

血浆:6-酮-$PGF_1\alpha$(138±77.9)ng/L

尿:(641.5±234.6)pg/min 尿

【临床意义】

6-酮-$PGF_1\alpha$ 水平变化见于:① 心血管系:动脉粥样硬化患者血浆 6-酮-$PGF_1\alpha$ 下降,TXB_2 增加。糖尿病、高脂血症有类似变化。TXA_2/PGI_2 比值升高易导致血小板聚集,血栓形成,促进动脉粥样硬化和冠心病。由出血、损伤和内毒素引起的休克动物血浆中 6-酮-$PGF_1\alpha$ 水平增高。② 慢性肾衰竭患者尿中 TXB_2 和 6-酮-$PGF_1\alpha$ 下降。肾内 PG 对调节肾血流有重要意义,肾血管性高血压、肾病综合征和 Batter 征患者尿中有显著变化。③ PG 对生殖系特别是与排卵过程、黄体转归、类固醇合成、子宫活动及卵子与精子的运行有密切关系。孕妇 PGI 浓度升高,并对血管紧张素 Ⅱ 的加压效应的敏感性减弱可能与胎盘 PGI 合成增多有关。④ 炎症反应:如接触性皮炎患者皮肤洗出液中 PGE 和 PGF 的含量比无炎症皮肤高 10 倍。炎症渗出液中也含有 PGI_2 和 TXB_2。注入外源性 PGE 和 PGI_2 等表现出强烈的红、肿、痛等炎症反应。PG 合成酶抑制剂有良好的抗炎效果、也说明 PG 类物质在炎症中起着重要作用。⑤ 肿瘤转移。恶性肿瘤患者动脉组织中 PGI_2 较良性肿瘤患者少,半衰期变短。PGI_2 和 TXB_2 的产生,可能阻止肿瘤细胞侵袭血小板进而黏附在血管表面。抑制血小板 TXA_2 生成和增加血管内皮细胞 PGI_2 生成的因素有肿瘤转移作用。

五、血栓素测定

血栓素(thromboxane,TXA_2)是前列腺中的一种,由血小板产生,具有血小板凝聚及血管收缩作用,与前列环素作用相反,两者动态平衡以维持血管舒缩功能及血小板聚集作用。TXA_2生物半衰期仅 30 s,迅速转化为无活性的血栓素B_2(TXB_2)。

【参考值】

血浆 男性:(132±55)ng/L

女性:(116±30)ng/L

尿液:(174.1±50.2)pg/min

【临床意义】

血栓素水平增高见于动脉粥样硬化、心绞痛、冠心病、糖尿病、高脂血症等,TXA_2/PGI_2 比值升高易于导致血小板聚集、血栓形成,促使动脉粥样硬化和冠心病。出血、损伤和内毒素休克动物中 TXB_2 显著增加,这与休克时肺循环阻力升高有关。

慢性肾衰竭患者尿中 TXB_2 和 6 -酮- $PGF_1\alpha$ 下降。肾血管性高血压、肾病综合征和 Batter 综合征患者尿中 PG 也有显著性变化。

恶性肿瘤患者动脉组织中 TXA_2 有所改变,PGI_2、TXA_2 正常时,能阻止肿瘤细胞侵袭血小板进而黏附在血管表面,抑制血小板 TXA_2 生产和增加血管内皮细胞 PGI_2 生成的因素有抗肿瘤转移作用。

(蒋 健 董一善 崔文贤)

第八节 垂体激素测定

一、生长激素测定

生长激素(growth hormone,GH)是不通过靶腺而直接产生生理效应的垂体激素。它是一种具有种属特异性的蛋白激素,由 191 个氨基酸组成,相对分子质量为 21 000。GH 在人体的生物半衰期为 20～30 min,GH 分泌具有明显昼夜节律性。GH 的氨基酸顺序与催乳素及胎盘催乳素有很大一部分相同,因而在免疫学上有交叉反应。GH 是由腺垂体生长激素合成分泌。主要生理作用是促进全身组织细胞、骨骼及其附属结缔组织的增生肥大、促进蛋白质的合成,增强钠、钾、钙、硫、磷等重要元素的摄取和利用。同时通过抑制糖和蛋白质消耗加速脂肪分解,使能量来源由糖代谢向脂肪代谢提供转移,有利于机体的生成与修复过程。人垂体内含 4～8 mgGH,成人分泌率为每日 0.75～3 mg。

【参考值】

男性：(0.34±0.30)ng/ml

女性：(0.83±0.98)ng/ml

【临床意义】

1. GH 增高

GH 增高见于肢端肥大症,巨人症,生长激素瘤,垂体肿瘤,烧伤,手术后,低血糖,活动,进蛋白餐后,应激,饥饿,雌、雄激素治疗后,溴隐亭治疗失败,糖尿病,口服避孕药。

2. GH 减低

GH 减低见于全垂体功能低下、垂体性侏儒、特发性侏儒。生理性降低(如休息,肥胖)、医源性(生长激素抑制素、氯丙嗪、利舍平)。此外,人 GH 基础值常低于 0.5 ng/ml,GH 动态试验显示储备功能低下。

二、催乳素测定

催乳素(prolactin,PRL)是由腺垂体催乳素细胞合成与分泌的多肽激素,共有 198 个氨基酸,相对分子质量约 2.2 万。PRL 与 GH 一样,不需通过靶腺发挥作用,可直接引起生物效应。PRL 的生理作用是促进乳腺的生长、发育和乳汁形成,为完成此作用仍需多种其他激素的参与。PRL 对卵巢合成固醇激素有促进与溶解作用,对水和渗透压的影响,在应激反应中的作用,对男性性功能的影响和对心血管的作用等。此外,PRL 尚有抑制促性腺激素作用,是应激反应时腺垂体分泌的三大激素之一。

【参考值】

男性：　　　　4.0～13.3 ng/ml　　建议范围<15 ng/ml

女性：　　　　1.2～15.2 ng/ml　　建议范围<17 ng/ml

女性绝经后：5.1～11.3 ng/ml　　建议范围<14 ng/ml

【临床意义】

1. PRL 增高

PRL 增高见于：① 生理情况下，PRL 分泌受下丘脑 PIF 及 TRH 调节。如活动过度、应激状态、吸吮、产后、新生儿、妊娠、夜间睡眠、月经周期、泌乳期等血 PRL 水平增高。② 某些药物也能引起高 PRL 血症，如氯丙嗪、利舍平、口服避孕药、大剂量雌激素治疗、抗阻胺类药物等。③ 垂体 PRL 瘤、肢端肥大症、库欣综合征、下丘脑-垂体病变、肿瘤、垂体蒂肿、垂体嫌色细胞瘤、青春期下丘脑综合征、产后闭经-溢乳综合征、Nelson 综合征、内分泌肿瘤伴异位"PRL 分泌症候群"、肾癌、肺癌，特发性溢乳可致病理 PRL 增高。

2. PRL 减低

PRL 减低见于广泛垂体功能低下、席汉综合征、单一性 PRL 分泌缺乏症、原发性不孕症、乳腺癌次全切除后。

三、促甲状腺激素测定

促甲状腺激素(thyroid-stimulating hormone, TSH)是由腺体促甲状腺激素细胞合成分泌的一种糖蛋白激素，含 211 个氨基酸，相对分子质量为 2.5 万～2.8 万。整个分子由两个亚基组成、α-亚基，由 89 个氨基酸组成，与 LH 及 FSH 的 α-亚基相同，与人 HCG 的 α-亚基稍有差异，三者可以互相交换；β-亚基，由 112 个氨基酸组成，决定其促甲状腺功能的特异性。其主要功能是控制、调节甲状腺活动。TSH 的分泌率为 100 μg/d，占垂体总含量的 10%～30%，血浆中 TSH 不与蛋白质结合，生物半衰期约 60 min。TSH 的生理作用主要是促进甲状腺的生长期。作用于碘代谢的所有环节，促进甲状腺激素的合成与释放，促进甲状腺组织的能量代谢，促进脂肪的溶解，释放游离脂肪酸。

【参考值】

<10U/L

【临床意义】

1. TSH 增高

TSH 增高：见于垂体 TSH 瘤,原发性甲状腺功能减退症,克汀病,手术切除甲状腺后甲状腺功能减退,放射治疗,下丘脑性甲亢,慢性淋巴细胞性甲状腺炎,缺碘性地方性甲状腺肿,抗甲状腺药物治疗后甲状腺功能减退,原发性甲状旁腺功能减退症,垂体肿瘤伴泌乳、闭经,甲状腺激素储备减少症。

2. TSH 减低

TSH 减低：见于原发性甲亢,自主性甲状腺腺瘤,席汉综合征,垂体性或下丘脑性甲状腺功能减退,泌乳素瘤,肢端肥大症,某些药物引起(如糖皮质激素、多巴胺等药物)。

四、促黄体生成素测定

促黄体生成素(luteinizing hormones,LH)又称间质细胞刺激素,与促卵泡激素(FSH)是由腺垂体产生 LH 细胞合成分泌的糖蛋白激素,由 204 个氨基酸组成,相对分子质量 3.4 万。两者的分泌受控于下丘脑分泌的同一种促性腺释放激素(GnRh)。由于 GnRh 以脉冲方式分泌,LH 在血循环中的代谢消除较快,LH 也呈脉冲式分泌。在女性血清中含微量 LH,月经中期的高峰促成排卵和黄体生成;在男性,LH 的主要作用是促进男性睾丸间质细胞产生睾酮,睾丸和下丘脑-垂体之间存在负反馈调节。由于 FSH 与 LH 的作用是协同的,故两者常同时测定。

【参考值】

女性：卵泡期　3.1～16.5U/L　　　均值[(7.67±2.83)U/L]

　　　排卵期　35～78U/L　　　　均值[(54.7±12.1)U/L]

　　　黄体期　3.9～17.2U/L　　　均值[(7.32±2.92)U/L]

　　　绝经期　20.1～98U/L　　　　均值[(40.75±28.3)U/L]

男性：　　　3.5～15.2U/L　　　　均值[(6.93±2.96)U/L]

青春期前：　2～12U/L

【临床意义】

LH 由 α 和 β 两个亚基组成。A 链含 89 个氨基酸与其他垂体激素相似,

而 β 链决定其生物活性及免疫学特异性。

预测排卵：月经中期 LH 顶峰后大约 16 h 排卵。健康女性多次数值>35U/L对估计 LH 高峰有意义。

LH 异常增高见于原发性卵巢功能低下,卵巢排卵障碍,Turner 综合征,早期腺垂体功能亢进症,完全性真性性早熟,原发性睾丸功能低下,Klinefelter征,睾丸精原细胞癌,男性不育症,原发性不孕,闭经,溢乳闭经综合征,垂体FSH 瘤,异位激素分泌综合征。

FSH 降低见于垂体性或下丘脑性性腺功能减退,腺垂体功能减退。席汉综合征,垂体肿瘤术后,不完全(假性)性早熟,多囊卵巢综合征,孕酮及雌激素治疗。

五、促卵泡激素测定

促卵泡激素(follicle stimulating hormone,FSH)是腺垂体 FSH 细胞合成分泌受控于下丘脑分泌的 GnRH,循环中的含量通过下丘脑负反馈机制实现。在女性,FSH 直接作用于颗粒细胞上的受体刺激卵泡成熟及分泌雌激素;同时还通过刺激雄激素芳香化酶转变为雌二醇及激活 LH 受体,使 LH 同卵泡膜细胞结合而参与卵泡类固醇的合成。卵泡内合成的雌二醇(E_2)又可刺激 FSH 受体活性,提高 FSH 同卵泡的结合。FSH、LH 和 E_2 在卵泡的生成和成熟过程中具有相互促进作用。在男性,FSH 的主要功能是刺激睾丸支持细胞产生几种启动精子生成所需的分泌物。间质细胞可产生一种抑制素,对垂体FSH 的分泌有反馈抑制作用。

【参考值】

女性：滤泡期　5～21 U/L

　　　　排卵期　12～30 U/L

　　　　黄体期　6～15 U/L

　　　　绝经期　20～312 U/L

男性：　　　　3～30 U/L

【临床意义】

FSH 为腺垂体分泌,由两条多肽链通过非共价键结合的蛋白。在女性可促进卵泡成熟并在月经周期中与 LH 的同步变化,它是研究和判断下丘脑-垂体-性腺辅助功能的检测方法。月经中期 FSH 与 LH 同时达峰,与 LH 一样,FSH 升高预示卵泡破裂即将发生及对内分泌治疗的监测与不孕症的诊断都具有重要的意义。此外,应用 LRH 兴奋试验,测定 FSH 的变化有助于鉴别闭经是在卵巢、垂体或下丘脑。其他方面见 LH 的临床意义。

六、催产素测定

催产素(oxytocin,OT)是由下丘脑室旁核,少量从视上核合成、分泌并储存在神经垂体的九肽激素。其与 ADH 仅在第 3 位和第 8 位上的氨基酸不同。其生理作用是促进子宫、乳腺肌上皮细胞及精曲小管平滑肌收缩。此外,能促进黄体退化,具有利钠作用及促进精子从阴道向输卵管方面运输。

【参考值】

成人:2.0 pg/ml

孕妇:(17.4±4.8)pg/ml

妊娠:7～14 周 OT 变化为 1～27 pg/ml

羊水:足月时 275 pg/ml

分娩时 695 pg/ml

【临床意义】

OT 增高见于先兆流产、妊娠高血压综合征。

七、抗利尿激素测定

抗利尿(antidiuretic hormone,ADH)是由下丘脑视上核神经细胞所产生的一种九肽激素,少量由室旁核合成、分泌后沿视上核-神经垂体储存在神经垂体中,根据机体的需要再释放入血循环中,ADH 的结构中第 1 位和第 6 位的半胱氨酸以二硫键相连接,形成环状结构。如人类,第 8 位是精氨酸,故人类 ADH 又称精氨酸加压素(arginine vasopressin,AVP)。ADH 在细胞内合成后与载体蛋白相结合,运送至垂体,在受到刺激时,经细胞分泌作用,把激素释放到血循环中。其主要作用是抗利尿、促进集合管远曲小管对水分子的重吸收。此外,可升高血压、刺激 ACTH 的释放。

【参考值】

血浆:脱水后 2.7 ng/L

水负荷 1.8 ng/L

尿:水负荷 0~3.5 mU/h

脱水后 1.2~6.5 mU/h

【临床意义】

ADH 增高见于肾性尿崩症、ADH 分泌异常症、ADH 不适当分泌综合征、对 ADH 抵抗综合征、慢性肾功能不全、心功能衰竭、肝硬化。

ADH 减低见于中枢性尿崩症,原发性、继发性中枢性疾病,肿瘤。

八、促肾上腺皮质激素测定

促肾上腺皮质激素(adrenocorticotropic hormone,ACTH)是由腺垂体分泌的 39 肽蛋白激素,相对分子质量为 4 500,其 N 端 26 个氨基酸的肽链为生物活性中心。ACTH 的第 4~10 个氨基酸与 α-MSH 的第 4~10,β-MSH 的第 11~17 个氨基酸相同。这部分氨基酸为产生 MSH 活性的最小单位。正常人每日分泌 1~5U(5~25 μg)。血循环中生物半衰期 10~25 min。ACTH 的分泌其有规律性昼夜周期变化,入睡后 ACTH 分泌逐渐减少,午夜最低,随后逐渐增多,至觉醒起床前进入分泌高峰。ACTH 的主要作用是促进肾上腺皮质,尤其是束状带及网状带的增生,促进肾上腺皮质激素的合成与释放。但对下丘脑有反馈抑制作用,能刺激胰岛 B 细胞分泌胰岛素,刺激垂体分泌 GH,促进肾上腺素的合成,刺激肾球旁细胞分泌肾素,增强大脑活动,加速脂肪氧化,增生酮作用,降低血糖等作用。

【参考值】

血浆:上午 8:00~9:00　10~80 pg/ml

夜间 12:00<10 pg/ml

【临床意义】

ACTH 增高见于垂体 ACTH 瘤,原发性肾上腺功能不全,肾上腺切除,异位 ACTH 分泌综合征(如支气管癌、肺癌、肾上腺皮质亢进等)。

ACTH 减低见于腺垂体功能减退、席汉综合征、手术切除垂体、继发于垂体或下丘脑病变所致的肾上腺功能减退,应用大剂量皮质激素、单纯性 ACTH 缺乏症。

九、β-内啡肽

β-内啡肽(β-endorphin,β-EP)是由 91 肽 β-促脂素前体断裂而来,β-促脂素的第 61~91 片段的 31 肽即为 β-内啡肽。由于 β-促脂素来源于腺垂体合成分泌的阿片黑色素促皮质素原(POMC)前体,故 β-EP 在中枢能引起很强的镇痛作用,能调节垂体前叶激素释放,可增加循环中胰岛素水平,对体内血糖的稳定起一定的调节作用。

【参考值】

血浆:(28.3±1.4)pg/ml

脑脊液:(46.2±1.4)pg/ml

精液:100~140 pmol/L

【临床意义】

(1) 在应激和对促肾上腺皮质激素释放激素(CRH)发生反应时,垂体 β-EP 与 ACTH 共同释出可能有重要的镇痛效应和内分泌效应。

(2) β-内啡肽增高见于急性脑梗死、急性缺血性脑损伤、休克(应用阿片受体阻断药纳洛酮可以逆转休克低血压)、胎儿窘迫综合征。精液中的 β-EP 浓度高于血浆。

(3) β-EP 减低见于偏头痛、糖尿病、慢性并发症。

十、β-促脂素

β-促脂素(β-lipotropin,β-LPH)是由 91 个氨基酸组成的多肽,相对分子质量为 11 800。其前身为腺垂体细胞合成的阿片-黑素-促皮质素原(POMC)的一部分。β-促脂素羟基端 61~91 为 β-内啡肽,41~58 为 β-促黑激素(β-mSH),61~65 为甲硫氨基酸啡肽。β-促脂素有促进脂肪分解为游离脂肪酸等作用。

【参考值】

血清 147～713 ng/L　〔(401±120)ng/L〕

【临床意义】

β-促脂素增高见于库欣综合征,阿狄森病;减低见于席汉综合征,垂体前叶功能减退。

（刘忠伦　董一善　徐承来）

第九节　下丘脑测定

一、促甲状腺激素释放激素测定

促甲状腺激素释放激素由下丘脑分泌的一种 3 肽,相对分子质量 362.4,其生理功能是通过一系列途径使腺垂体细胞内储存的 TSH 释放,血中 TSH 及 T_3、T_4 含量增高。测定血浆 TRH 的同时测定 TSH、T_3、T_4,这样可以了解甲状腺病变的病因,病变发生在甲状腺,还是垂体或是下丘脑。TRH 已由人工合成成功,并应用于临床。

【参考值】

(19.8±3.1)pg/ml

【临床意义】

原发性甲状腺功能减退:垂体性甲状腺功能减退、医源性甲状腺功能减退、亚急性甲状腺炎可致 TRH 增高,TSH 也升高,重症时,血浆 TRH 达 3 200 pg/ml。

继发性甲状腺功能低下可由垂体及下丘脑病变引起。下丘脑性甲状腺功能减退,血浆 TRH 分泌减少,整个下丘脑-垂体-甲状腺轴系统功能低下。

甲状腺功能亢进时,TRH 正常或降低,也可升高。

先天性单独 TRH 缺乏症临床上罕见。

下丘脑功能紊乱时有多种激素的改变,有时有类似下丘脑性甲状腺功能减退的改变。

二、促性腺激素释放激素

下丘脑释放的促黄体生成素释放激素(luteinizing releasing hormone, LRH)是由焦谷-组-色-丝-酪-甘-亮-精-脯-甘组成的10肽激素,相对分子质量为1 181。LRH无种属特异性,对哺乳动物既能促进垂体释放LH,又有很强的释放FSH的能力,故有又称为促性腺激素释放激素(GnRH)。至于有无单独的促卵泡激素(FRH),是迄今仍未解决的问题。但近年来的研究提示,FRH单独存在,但量极微。此外,GnRH对中枢也有作用,如调节性欲和性行为。大剂量的外源性GnRH的类似物对生殖系统有抑制作用。

【参考值】

血浆:成人		68 ng/L
	青春前期	31 ng/L
尿:女	滤泡期	(52.5±11.9)U/24 h
	排卵期	(214.6±29.9)U/24 h
	黄体期	(43.0±7.4)U/24 h
	绝经期	(112.7±33.5)U/24 h
男	成年	(58.7±21.0)U/24 h

【临床意义】

GnRH由于以脉冲的形式释放,生物半衰期极短,外周血中浓度很低,往往在RIA可测范围之外,因此常测定尿中提取的LRH或借助于RIA测定血中LH的变化来间接研究下丘脑LRH的脉冲释放频率、幅度及药动学。下丘脑性性腺功能低下时,GnRH及LH均减低。

三、促肾上腺皮质激素释放激素

促肾上腺皮质激素释放激素(corticotropin-releasing hormone, CRH)是由下丘脑合成、分泌的41肽类激素,相对分子质量为4 871。人CRH1-41的半衰期为25 min。CRH能强烈地刺激垂体激素释放ACTH、β-促脂素、促黑激素(MSH)及其内含的β-内啡肽。CRH 还有垂体外的作用,兴奋交感神经,引起肾上腺素和去甲上腺素的释放、平均动脉压增高、血糖升高、食欲缺乏、抑制胃酸分泌,减少性行为等类似应激反应变化。胃、十二指肠、胰腺、肺、肝、心脏、结肠,肾上腺,嗜铬细胞瘤,也合成少量 CRH。肺癌、结肠癌及产生异位 ACTH 的肿瘤也有 CRH 的合成与分泌。孕妇中 CRH 的来源主要由胎盘合成与分泌。

【参考值】

血浆:　未孕妇　　　3.3～10.8 ng/L　　　[(5.8±0.8)ng/L]

　　　　妊娠 3 个月　1.5～16.6 ng/L　　　[(5.9±1.0)ng/L]

　　　　妊娠 6 个月　5.0～151 ng/L　　　 [(35.4±5.9)ng/L]

　　　　妊娠 9 个月　190～2178 ng/L　　 [(800±163)ng/L]

　　　　分娩时　　　 1 231～13 910 ng/L　[(4 409±591)ng/L]

脐血:(50.6±61)ng/L

【临床意义】

原发性肾上腺皮质功能减退、奈林综合征、库欣综合征时可致 CRH 增高。某些类型的肺癌、结肠癌、产生异位 ACTH 的肿瘤可致 CRH 增高。生长在肾上腺髓质的嗜铬细胞瘤合成 CRH,而生长在肾上腺外的嗜铬细胞瘤不合成 CRH,故测定血 CRH 有助于嗜铬细胞瘤的定位诊断。

四、生长激素释放激素测定

生长激素释放激素(growth hormone releasing hormone,GHRH)是由下丘脑分泌的一种十肽激素,具有刺激垂体细胞释放生长激素(GH)的生物活性。脑、肺、肝、胰、胃肠也合成 GHRH。从胰岛细胞肿瘤及类癌伴肢端肥大症患者的肿瘤组织中也有人提取出人胰岛生长激素释放激素(hp GHRH),为 44 肽,hp GHRH 的降解产物有 43、40、39、32 和 29 肽,hp GHRH 其降解产物均有刺激 GH 分泌的活性。

【参考值】

GHRH　1～44

血清　成人:　　(10.3±4.1)ng/L

儿童：　　　　(44±13)ng/L

脐带血：　　　(63±27.1)ng/L

【临床意义】

GHRH 增高见于胰岛细胞肿瘤、类癌、睡眠、服用多巴胺后。有少数肢端肥大症者 GHRH 来源于异位的 GHRH。来源于肾上腺的是个细胞瘤合成 GHRH，血清中 GHRH 增高，而肾上腺外的嗜铬细胞瘤不合成 GHRH。

GHRH 减低见于原发性垂体性侏儒、肢端肥大症等。

（徐　宁　高云明　袁小松）

第十节　有关糖尿病激素检测

一、胰岛素释放试验

胰岛素释放试验室利用口服葡萄糖使血糖升高而刺激胰岛素 B 细胞分泌胰岛素的原理，了解胰岛功能状态的一种试验。正常情况下，胰腺的胰岛细胞同血中分泌胰岛素是受到血糖水平制约的，血糖越高，分泌胰岛越多，从而使血糖稳定在一定正常范围内。但是，糖尿病患者，这种血糖与胰岛素分泌的生理制约关系被破坏，以至于血糖高，而胰岛素分泌减少。根据此原理，人们设计了胰岛素释放试验，以检测正常人或糖尿病人胰岛细胞分泌胰岛素的能力，判断胰岛细胞功能正常与否或判断糖尿病患者胰岛细胞分泌胰岛素的最大储备能力。

【原理】

受检者一次吃完 100 g 白面馒头后（一般在 5～10 min 必须吃完），使维持葡萄糖内环境的机制受到刺激，定时测定血糖和胰岛素的含量。临床上常用于症状不明显的糖尿病患者及治疗过程中的疗效观察。血糖浓度的升降主要是胰岛素的响应结果，做胰岛素释放试验、C 肽测定及血、尿糖已用作糖尿病的诊断标准。

【方法】

被检者在试验前 3 d 正常饮食，停用胰岛素及其他影响糖代谢的药物，试验前 1 天晚餐后不再进食。次日晨空腹抽静脉血 3 ml 后，将 100 g 白面馒头吃下,于 5~10 min 内必须吃完,并从吃开始计时,1 h、2 h、3 h 各抽取静脉血一次,检测血糖胰岛素。

【参考值】

如表 4-1 所示。

表 4-1　胰岛素释放试验参考值

血糖(葡萄糖氧化酶法 mmol/L)	胰岛素(mU/L)
空腹　4.09~6.0	(13.8±7.0)
1 h　7.6~10.2	(64.7±44.2)
2 h　6.7~8.1	(51.3±40.3)
3 h　4.6~6.0	(15.9±9.8)

【临床意义】

胰岛素释放试验在临床上有助于糖尿病的早期诊断、分型和指导治疗。

正常人血清胰岛素水平在空腹时为 5~25 mU/L,口服葡萄糖或进餐后 30~60 min 达到高峰,为空腹水平的 5~10 倍,至 3 h 时降至空腹水平,其变化趋势与血糖相似。胰岛素依赖型糖尿病患者的空腹胰岛素水平低于正常甚至测不出,口服葡萄糖或进餐后无明显高峰,显示胰岛素功能衰退或遭到严重破坏,需用胰岛素治疗。非胰岛素依赖型糖尿病患者的空腹胰岛素可正常或稍高,刺激后胰岛素分泌增加,但高峰延迟多 2~3 h 出现,峰值也往往低于正常人水平。超体重者空腹胰岛素水平比正常体重者高。此型患者单纯用饮食治疗或加服降血糖药物,往往能得到良好控制。

二、C 肽测定

C 肽和胰岛素同是胰岛细胞的分泌产物,胰岛 B 细胞分泌胰岛时,先合成一种称为胰岛素原的胰岛素前体物质,一个胰岛素原分子可以在特殊的蛋白酶作用下分解成一个分子的胰岛素和一个分子的 C 肽,并且由胰岛 B 细胞将两者按等分子数分泌入血,即 C 肽和胰岛素是按 1∶1 的分子数分泌入血(分泌几个 C 肽分子,必然分泌几个胰岛素分子)。因此,虽然 C 肽没有胰岛素的生理学作用,但由于与胰岛素呈等分子,故测定血中 C 肽水平可以反映血中内生胰岛素的水平,进而反映胰岛素细胞的功能。

【参考值】

空腹	(0.4±0.2)mmol/L(放免法)
1 h	(1.61±0.98)mmol/L
2 h	(1.22±0.83)mmol/L
3 h	(1.22±0.83)mmol/L

【临床意义】

接受胰岛素治疗的患者,体内常产生胰岛素抗体,测定体内胰岛素水平受到胰岛素抗体和外源性胰岛素的干扰,不能准确地反映胰岛细胞的功能。而C肽测定可以较好地解决这一问题。除此之外,C肽测定还用于以下情况:① 鉴别各种低血糖原因;② 判断胰岛素瘤的手术效果;③ 判别糖尿病的临床类型、病情轻重和临床效果。

C肽增高见于胰岛素瘤、胰岛素 B 细胞增生、慢性肾功能不全;减低见于 1 型糖尿病(胰岛素依赖型),空腹值低、整个兴奋曲线表现为基值,曲线平坦,无明显高峰。2 型糖尿病(非胰岛素依赖型),空腹值较不肥胖正常人高,C肽兴奋试验曲线为高峰延迟、出现在 60 min 以后,C肽分泌量增加的幅度一般比正常人低。胰岛素注射过量等。

三、胰高血糖素测定

胰高血糖素(glucagon)是由 29 个氨基酸组成的单链多肽,相对分子质量约 2 500。胰高血糖素主要由胰岛 A 细胞分泌,在胃肠道中也存在胰高血糖素样免疫活性物质。胰高血糖素能促进肝糖原分解和糖原异性,胰高血糖素为升高血糖的主要激素。它能抑制肝糖原和肝内脂肪酸合成,并间接促进脂肪分解,促进长链脂肪酸氧化而生成酮体。胰高糖素主要在肝脏灭活,低血糖是胰高血糖素分泌量最有效的刺激。

【参考值】

血浆:50～200 ng/L

【临床意义】

胰高血糖素能使血糖升高,促进脂肪分解,其生理作用在很多方面与胰岛素相拮抗,糖尿病不仅与胰岛素分泌不足有关,同时与胰岛血糖素分泌增加有关(糖尿病发病的双激素学说)。胰高血糖素主要在肝、肾中代谢,当肝、肾功能不全时血清水平增高。血浓度增高如高血脂、低血糖和各种应激状态(如休克、疼痛)、心肌梗死、库欣综合征及类固醇激素治疗、肢端肥大症、甲状腺功能低下、外伤、感染及肠功能异常(包括胃切除术后有倾倒综合征、空-回肠吻合术后)等疾病。胰高血糖素瘤患者浓度显著升高,糖尿病时胰高血糖素水平增高。增高值与糖尿病严重程度相关。

四、胰岛素原

胰岛素原(proinsulin)是由 86 个氨基酸残基,系由胰岛素和 C 肽所组成,具有两者的免疫活性。在胰岛素的生物合成过程中,有一小部分胰岛素原未能分解为胰岛素和 C 肽,而由 B 细胞释放,胰岛素原具有与胰岛素相同的生物学作用,但其生物活性弱于胰岛素。

【参考值】

空腹血清:$0.05\sim0.4\ \mu g/L$,为免疫活性胰岛素(IRI)浓度的 5%～48%,但多在 IRI 的 25% 以下。

【临床意义】

胰岛素原增高用于胰岛素瘤的诊断及良、恶性胰岛素瘤患者血清胰岛素原/免疫活性胰岛素(IRI)比值在 50% 以上,而良性患者该比率多数低于50%。也可用于家族性高胰岛素原血症。慢性肾功能不全、肝硬化及严重低钾血症者胰岛素原比率升高,糖尿病患者血清胰岛素原增高。

五、钙调素测定

钙调素(calmodulin,CaM)是一种重要的钙调节蛋白,几乎存在于一切真核细胞中,作为钙离子的受体与细胞多种功能有关。多种疾病血液中 CaM 含量发生变化。采用放射免疫方法测定血浆 CaM 浓度,对临床某些疾病的研究是一项有意义的指标。

【参考值】

血浆：$(623\pm78.7)\mu g/L$

【临床意义】

钙调素增高见于糖尿病、高血压、肿瘤。

六、胰岛素抗体测定

1938 年,Banting 发现用胰岛素治疗的糖尿病患者血清中存在抗胰岛素物质。1956 年 Berson 用[131]I 胰岛素与患者血清温育后,用电泳的方法证明这种物质是 γ 球蛋白,以后明确是抗胰岛抗体。此后,对抗体产生的原因、特性和临床意义进行了大量研究,发现胰岛素抗体的产生与胰岛素制剂的免疫原性有关。胰岛素抗体大量生成可导致病人对胰岛素不敏感。大量的动物实验和临床观察已肯定药用胰岛素具有免疫原性,能刺激受药者产生胰岛素抗体。除动物(主要是猪和牛)胰岛素外,即使是高纯度的半合成及全生物合成的人胰岛素,也还有少数受药者产生胰岛素抗体,但抗体是否产生和生成的多数尚取决于受药者的免疫反应状态。胰岛素抗体主要为 IgG。少数受药者可查到 IgM、IgA、IgD 及 IgE 胰岛素抗体。其中 IgE 抗体主要出现在对胰岛素产生变态反应的患者。胰岛素抗体的病理生理学作用主要是：① 中和血中胰岛素；② 延缓胰岛素降解,延长胰岛素的半衰期；③ 释放出抗体结合的胰岛素；④ 起胰岛素转运蛋白的作用；⑤ 抗原-抗体复合物可激活补体,长期作用下可引起或加重微血管病变,如肾脏疾病。

胰岛素抗体测定方法较多,如免疫电泳、补体结合、凝集试验、免疫沉淀、凝胶过滤法、放射免疫法及酶法,其中以放射免疫法最为常用。

【参考值】

血清：$<5\%$

【临床意义】

(1) 糖尿病患者在使用胰岛素的过程中,临床表现糖尿病患者用药量逐渐增加,时间长,疗效欠佳,因患者血中胰岛素抗体生成较多而使受药者对胰岛素逐渐不敏感和胰岛素抗拒。

(2) 1 型糖尿病患者早期经胰岛素治疗一段时间后,B 细胞功能常有一定程度的恢复,使病情缓解,经一段时间及数月至 1 年不等,称为"自发性缓解期"。Andersen 发现胰岛素抗体可影响此缓解期的长短,经胰岛素治疗 1 年后,有胰岛素抗体组患者复发率明显高于无抗体组。有学者认为胰岛素抗体能结合和消耗内源性胰岛素,加速 B 细胞功能衰竭。Ludcigsson 也观察到患者血胰岛素抗体水平与自发缓解期长短呈负相关。Anderser 等报道胰岛素抗体水平高的患者,糖尿病、肾病及增殖性视网膜病发生较早。也有学者认为胰岛素抗体产生有可能促发或加重糖尿病微血管病变。但也有人持相反意义。患者血清胰岛素比率随病情变化,轻症者该比率正常,重症者该比率升高。

(蒋　健　张一鸣　何浩明)

第五章 内分泌疾病的特种检测项目及意义

第一节 血清蛋白结合碘测定

【概述】

蛋白结合碘(PBI)包括甲状腺素(T_4)所含碘约 315.2 nmol/L(4 μg/dl)、三碘甲腺原氨酸(T_3)所含碘为 0.2～0.3 μg/dl,一碘酪氨酸所含碘约 0.7 μg/dl,二碘酪氨酸所含碘约 0.5 μg/dl,以及微量甲状腺球蛋白所含碘。游离 T_4 碘约 1.4 μg/dl。游离 T_3 碘约 0.9 μg/dl。此外,无机碘化物约为 0.3 μg/dl。可见血清蛋白结合碘大部分为甲状腺素的碘,故测定血清蛋白结合碘可反映甲状腺激素水平。

【正常值】

0.32～0.63 μmol/L (4～8 μg/dl)

【临床意义】

① 甲状腺功能亢进症:蛋白结合碘(PBI)增高可超过正常值的上限,但 T_3 型甲状腺功能亢进症则正常。② 甲状腺功能减退症:不论是原发还是继发于垂体功能减退者,多低于正常值的下限。③ 亚急性甲状腺炎病变广泛时,大量的腺泡破坏导致甲状腺素及碘化蛋白质一过性释放入血,可引起甲状腺功能轻度亢进症候群及短暂性甲状腺浓度与 PBI 值高于正常。

PBI 测定可受某些外界因素的影响,如含碘合物、药物、碘造影剂可使 PBI 增高,凡能使甲状腺素结合球蛋白(TBG)增高或降低的因素,可使 PBI 升高或降低。

(刘忠伦　徐　宁　李家靖)

第二节　甲状腺激素结合试验(THBT)

【概述】

血浆中与甲状腺素结合的蛋白质主要是 TBG,后者与 T_4 结合后尚有多余未结合的部分,如血中 T_4 浓度高,则未结合的 TBG 少;如 T_4 浓度低,则未结合的 TBG 多。T_3 也可与 TBG 相结合,因而可用外源性 T_3 来结合多余的 TBG 部分,T_3 与 TBG 结合的亲和力远不如 T_4 大,因此,T_3 很少能够把与 TBG 结合的 T_4 置换下来。加一定量 ^{125}I-T_3 于患者的血清中,^{125}I-T_3 则与 TBG 多余部分结合,未被结合的游离状态的 ^{125}I-T_3 则可被吸附剂(如红细胞、树脂、活性炭等)所吸收。测定吸附剂吸收的游离 ^{125}I-T_3 的量(吸收试验)或测定血浆中 TBG 结合 ^{125}I-T_3 的量(结合试验),就能了解 TBG 的剩余结合量,从而间接反映血中 TT_4 浓度。如做吸收试验,甲状腺功能亢进时,^{125}I-T_3 吸收率升高,甲状腺功能减退时降低;如测 TBG 结合 ^{125}I-T_3 的结合试验,甲状腺功能亢进时,^{125}I-T_3 结合率降低,甲状腺功能减退时升高。为了减少实验室条件的影响因素,有的用与正常检测血清相比的比值(吸收比值或结合比值)来表示。

【试验方法】

THBT 常用的方法有以下几种:

(1) ^{125}I-T_3 树脂吸收试验:主要通过计算 ^{125}I-T_3 树脂吸收率或 ^{125}I-T_3 树脂吸收比值来判断甲状腺功能,其计算方法是:

$$^{125}I\text{-}T_3 \text{ 树脂吸收率}(\%) = \frac{\text{树脂放射性}-\text{本底}}{\text{总放射性}-\text{本底}} \times 100\%$$

$$^{125}I\text{-}T_3 \text{ 树脂吸收比值} = \frac{\text{患者}^{125}I\text{-}T_3 \text{ 树脂吸收率}}{\text{正常标准血清}^{125}I\text{-}T_3 \text{ 树脂吸收率}}$$

由于 ^{125}I-T_3 树脂吸收比值测定可消除实验室条件的影响因素及 ^{125}I-T_3 中游离 ^{125}I 对本实验的干扰,因此目前多用 ^{125}I-T_3 树脂吸收比值表示。

(2) ^{125}I-T_3 大颗粒聚合白蛋白吸收试验:^{125}I-T_3 吸收试验采用大颗粒(聚

合)白蛋白(MAA)作为吸收剂。$^{125}I-T_3MAA$ 吸收试验主要通过计算$^{125}I-T_3MAA$吸收率后计算$^{125}I-T_3MAA$ 吸收比值,来判断甲状腺功能,其计算方法是:

$$^{125}I-T_3MAA\ 吸收率(\%)=\frac{沉淀物(MAA)脉冲数}{总脉冲数}\times100\%$$

$$^{125}I-T_3MAA\ 吸收比值=\frac{样品^{125}I-T_3MAA\ 吸收率}{正常标准血清^{125}I-T_3MAA\ 吸收率}$$

(3)$^{125}I-T_3$ 红细胞吸收率:本试验技术比较复杂,又受血细胞比容、红细胞内在因素、血液 pH 的影响,因此现多用树脂代替红细胞作吸收试验。

(4)$^{125}I-T_3$ 血浆结合实验:本法可直接测 TBG 上结合的$^{125}I-T_3$,测得的数字与正常标准血清比较,得出一比值,其计算方法如下:

$$^{125}I-T_3\ 结合百分率=0.5\ ml\ 血浆放射性浓度\times$$

$$\frac{2}{^{125}I-T_3\ 树脂总放射性强度}\times100\%$$

$$^{125}I-T_3\ 血浆结合比值=\frac{患者^{125}I-T_3\ 血浆结合百分率}{双份标准血清平均结合^{125}I-T_3\ 百分率}$$

【正常值】

$^{125}I-T_3$ 树脂吸收比值为 0.8~1.10。$^{125}I-T_3MAA$ 吸收比值为 0.83~1.09;$^{125}I-T_3$ 红细胞吸收率为(13.05±4.59)%;$^{125}I-T_3$ 血浆结合比值为(0.99±0.1)。

【临床意义】

甲状腺功能亢进时$^{125}I-T_3$ 树脂吸收比值＞1.10,$^{125}I-T_3MAA$ 吸收比值＞1.09;$^{125}I-T_3$ 红细胞吸收率＞17.64%,$^{125}I-T_3$ 血浆结合比值＜0.83;甲状腺功能减退时,$^{125}I-T_3$ 树脂吸收比值＜0.8,$^{125}I-T_3MAA$ 吸收比值＜0.83,$^{125}I-T_3$ 红细胞吸收率＜8.46%,$^{125}I-T_3$ 血浆结合比值＞1.15。

THBT 方法简便,在体外进行,对人体无辐射影响,且不会受含碘合物及药物的影响,但受 TBG 含量和结合力所影响,凡能使 TBG 增高或降低的因素均可影响 THBT 试验。

(刘忠伦　李家靖　徐承来)

第三节　游离甲状腺素指数和
有效甲状腺素比值

【概述】

T_4 或 PBI 测定受 TBG 影响，$^{125}I-T_3$ 吸收试验也受 TBG 影响，TBG 对这两种测定结果正好相反。例如，妊娠时或服避孕药后，由于血中 TBG 浓度增高，而使 TT_4 或 PBI 升高，可被误诊为甲状腺功能亢进；TBG 增高使 $^{125}I-T_3$ 吸收率（或吸收比值）相应降低，可被误诊为甲状腺功能减退。若将 $^{125}I-T_3$ 树脂吸收率或吸收比值乘以血清 TT_4，将所得的数值称为"游离甲状腺素指数"（$FT_4I=TT_4$（或 PBI）$/^{125}I-T_3$ 吸收比值），此指数与血清游离 T_4（FT_4）水平成正比，可代表 FT_4 的相对值，从而避免 TBG 增高或降低的影响。

有效甲状腺素比值（ETR）是应用竞争性蛋白结合分析法（CPBA）测血清 TT_4 浓度及 T_3 吸收试验测血清 TBG 的量，然后与标准血清结果相比而得。此法较 FT_4I 更简便、准确，只需做一次试验便可得出结果。

$$有效甲状腺素比值=\frac{标准对照血清放射性强度}{患者血清放射性强度}$$

【正常值】

FT_4I：$2.23\sim7.08$

$ETR=(1.00\pm0.07)$（范围 $0.86\sim1.14$）

【临床意义】

甲状腺功能亢进时 FT_4I 与 ETR 可超过正常值上限，甲状腺功能减退时可低于正常值下限。妊娠合并甲状腺功能亢进及影响 TBG 增高或降低情况，均可选用此几种试验。

（刘忠伦　李家靖　何浩明）

第四节　红细胞甲状腺素浓度测定

【概述】

常规的血清甲状腺谱诊断并不能反映体内细胞对甲状腺激素的利用和代谢状态。许多文献证实了红细胞(RBC)的胞质内含有甲状腺素结合蛋白。因此,RBC 可以作为研究体内细胞对 T_4 代谢和利用的理想材料,RBC T_4 法的计算方法是:

$$RBC\ T_4\ 摄取率(\%)= RBC\ 放射性强度 - \frac{本底}{总放射性强度} -$$

$$RBC\ 放射性强度 \times 100\%$$

$$RBC\ T_4(nmol/L)= 血浆\ TT_4(nmol/L)\times RBC\ T_4\ 摄取率$$

【正常值】

$(1.2\pm0.1)nmol/L$

【临床意义】

甲状腺功能亢进症 RBC T_4 值为 $(4.4\pm0.8\ nmol/L)$,显著高于正常值;甲状腺功能减退症 RBC T_4 值 $(0.4\pm0.1\ nmol/L)$,显著低于正常值。RBC T_4 浓度与 FT_4 有显著相关性,故 RBC T_4 浓度测定可以反映血中 FT_4 的水平,也可以反映细胞对甲状腺激素的利用和代谢状况。这对甲状腺疾病的研究提供了一个有价值的观察指标。

(刘忠伦　李家靖　徐承来)

第五节　甲状腺激素结合球蛋白测定

【概述】

T_4 与 T_3 分泌入血循环后,绝大部分与血浆内蛋白质相结合,主要与甲状腺素结合球蛋白(TBG)结合。TBG 是一种糖蛋白,相对分子质量为 64 000,

电泳上移动在 α_1 和 α_2 球蛋白之间,它与 T_4 亲和力强,与 T_3 亲和力较弱。

【正常值】

RIA 测定:男性为 $(17\pm3.3)\mu g/L(17\pm3.3\ \mu g/ml)$;女性为 $(176\pm3.9)\mu g/L(176\pm3.9\ \mu g/ml)$。

【临床意义】

血清 TBG 增高见于甲状腺功能减退症。由于甲状腺功能减退时血清 TBG 代谢常减慢、降解消除率下降;相反,血清 TBD 减少见于甲状腺功能亢进症及肾病综合征等。

（徐　宁　李家靖）

第六节　甲状腺摄^{131}I(^{131}碘)率

【概述】

甲状腺具有选择性吸收血液中碘化物的能力。在给予示踪量的^{131}I后,进入甲状腺的^{131}I能放射出 γ 射线,用探测器在甲状腺部位测出甲状腺对^{131}I的摄取率。此 3 个无机碘进入甲状腺的数量和速度,从而反映甲状腺的功能状态。常用的 γ 计数器近距离测定的闪烁计数器远距离测定法,一般测定 3 h 及 24 h 两次,并按公式计算出甲状腺摄^{131}I率。

$$甲状腺摄^{131}I率(\%)=\frac{(甲状腺部位放射脉冲数-本底脉冲数)}{(标准源放射性脉冲数-本底脉冲数)}\times100\%$$

【正常值】

甲状腺部位 3 h 及 24 h 摄^{131}I率分别为 $5\%\sim25\%$ 及 $20\%\sim45\%$。高峰值在 24 h 出现。闪烁计数器 24 h 正常值为 $25\%\sim65\%$。摄^{131}I的正常值因不同地区饮水、食物及食盐中碘含量的多少略有差异。

【临床意义】

1. 摄^{131}I率增高

摄^{131}I率增高:3 h$>25\%$和 24 h$>45\%$。

(1) 未经治疗的甲状腺功能亢进症,甲状腺摄^{131}I不仅强度增高,且速度增快,多伴有高峰提前出现(3～6 h出现)。部分甲状腺功能亢进患者24 h摄[131]I率可在正常范围内。此由于甲状腺内碘代谢进行得很迅速、摄[131]I高峰已过去。若仅测定24 h的摄[131]I率,就可使这些病例漏诊。摄[131]I率测定对甲状腺功能亢进症的符合率可达80%～90%,但摄[131]I率的高低不一定与病情的严重程度呈平行。甲状腺功能亢进症患者在甲状腺全切后,其甲状腺摄[131]I率可持续偏高,但并不表示甲状腺功能亢进仍存在。甲状腺功能亢进患者服用磺脲类药物后,常可使甲状腺摄[131]I率降低,故不能依靠摄[131]I率来判断疗效指标。

(2) 缺碘性甲状腺肿及单纯性甲状腺肿患者摄[131]I率增高,但高峰不提前,摄[131]I增高的程度常不及甲状腺功能亢进症。

(3) 女子青春期、绝经期也偶见摄[131]I率增高。

2. 摄[131]I率降低

摄[131]I率降低:3 h<5%和24 h<20%。

(1) 原发性与继发性(垂体性或小丘脑性)甲状腺功能减退症。

(2) 亚急性甲状腺炎早期,病变广泛时,由于甲状腺滤泡大量遭受破坏,滤泡内甲状腺激素及非激素碘化蛋白质一时性大量释放、垂体分泌TSH,可使甲状腺[131]I率显著降低。故如血清T_4及蛋白结合碘(PBI)升高,甲状腺摄[131]I率明显降低,两者呈分离现象,对诊断本症有帮助。

(3) 慢性淋巴细胞性甲状腺炎又称桥本甲状腺炎,在后期并发甲状腺功能减退时摄[131]I率降低。

3. 影响甲状腺摄[131]I的因素

(1) 使摄[131]I率降低的因素有服用各种碘化物和药物,使体内碘库增长,于是同位素碘稀释,而使甲状腺[131]I率降低。服用可抑制TSH分泌的药物,如:甲状腺素、可的松、保泰松及能促使尿碘排泄增多的利尿药物,均可使甲状腺摄[131]I率降低。能使[131]I率降低的药物还有抗甲状腺药物、溴剂、利舍平、对氨抑酸及甲苯碘丁脲等。

(2) 使[131]I率增高的因素有长期服用避孕药及缺碘等。

因此,在测定前应停用上述有关药物1～2个月以上。因[131]I可通过胎盘、乳汁影响胎儿和婴儿的甲状腺,故孕妇和哺乳期的妇女禁用甲状腺[131]I率测定。

(刘忠伦　袁小松)

第七节　三碘甲腺原氨酸抑制试验

【概述】

正常人服用外源性 T_3 后,血中 T_3 浓度升高,通过负反馈可抑制垂体前叶 TSH 分泌,而使甲状腺摄 ^{131}I 率明显降低。弥漫性甲状腺肿伴甲状腺功能亢进症患者,由于血中存在有长效甲状腺刺激物与长效刺激物保护物等,能刺激甲状腺引起摄 ^{131}I 增高,且不受 T_3 抑制。

【试验方法】

患者于第 1 次摄 ^{131}I 试验后,每天 T_3 口服 60 μg,分 3 次服,8 h 一次,连服 6 d;或甲状腺片 60 mg,tid,连服 8 d。分别于第 7 天或第 9 天再做第 2 次摄 ^{131}I 测定,并求出其抑制率。

$$抑制率\% = \frac{第\ 1\ 次摄^{131}I\ 率 - 第\ 2\ 次摄^{131}I\ 率}{第\ 1\ 次摄^{131}I\ 率} \times 100$$

【正常值】

正常人服 T_3 后甲状腺摄 ^{131}I 率明显抑制,抑制率>50％;弥漫性甲状腺肿伴甲状腺功能亢进症患者摄 ^{131}I 率不受抑制,抑制率<50％。

【临床意义】

T_3 抑制试验主要用于鉴别摄 ^{131}I 率增高的性质。例如,弥漫性甲状腺肿伴甲状腺功能亢进症与单纯性甲状腺肿患者的 ^{131}I 率虽增高,但前者服 T_3 后摄 ^{131}I 率不受抑制,抑制率<50％;而后者摄 ^{131}I 率受明显抑制,抑制率>50％。甲状腺肿大较显著的单纯性甲状腺肿患者,每天服 T_3 60 μg 常不能抑制其摄 ^{131}I,要加倍服用至每天 120 μg 才能被抑制。浸润性突眼患者 T_3 抑制试验不被抑制,而其他原因引起的突眼者服 T_3 后摄 ^{131}I 受抑制。

甲状腺功能亢进症治疗停药后,若 T_3 抑制试验能抑制者,一般认为复发机会较小。

孕妇和哺乳期妇女禁用本实验,年老及有冠状动脉粥样硬化性心脏病或甲状腺功能亢进症患者禁用本实验,以免诱发心律失常、心绞痛等,可做 TRH 兴奋试验较为安全。

（刘忠伦　张　铭）

第八节　过氯酸盐排泄试验

【概述】

过氯酸盐能阻滞甲状腺从血浆中摄取碘离子或促使碘离子从甲状腺内释出的作用。甲状腺内碘有机化缺陷患者,如做过氯酸盐试验,则进入甲状腺细胞内的高氯酸离子将置换细胞内未被有机化的碘离子,并促使后者排出。

【试验方法】

口服法:口服示踪^{131}I后1或2h,测甲状腺摄^{131}I率;随之口服过氯酸钾,服量按10 mg/kg计,1 h后再次测摄^{131}I率。静脉法:静注^{131}I碘化钠0.925 MB(25微居里)后10 min测甲状腺部位的放射性,然后静脉注射过氯酸钠200 μg,10 min后再测甲状腺部位放射性。静脉法可避免口服法药物的吸收因素,故较口服法灵敏。

【正常值】

甲状腺功能正常者,口服或静脉法所测第2次摄^{131}I率与第1次比较均无明显下降。

【临床意义】

甲状腺内有机化缺陷的患者,口服过氯酸钾或静脉注射过氯酸钠后摄^{131}I率较服药或注射前明显下降,为阳性反应。此实验对某些甲状腺疾病,如耳聋甲状腺肿综合征的诊断具有一定的价值。后者由于碘化酪氨酸偶联缺陷所致。碘化物所致甲状腺肿患者本实验阳性。甲状腺功能亢进症患者服用硫氧嘧啶类药物或接受^{131}I治疗后,有时也可呈阳性反应。慢性淋巴细胞性甲状腺炎由于甲状腺摄取的碘化物与酪氨酸结合有障碍,过氯酸钾排泌试验常显示阳性反应。

(崔文贤　刘忠伦)

第九节　甲状腺闪烁扫描

【概述】

甲状腺能选择性地吸聚碘化物,后者可放射出 γ 射线。应用扫描机可测出^{131}I在甲状腺内分布情况,可得到甲状腺闪烁图。根据图形的变化,对某些甲状腺疾病及甲状腺部位肿块的诊断具有一定价值。此外,尚可发现身体其他部位具有吸^{131}I功能的甲状腺组织。

甲状腺显像应用的示踪剂除^{131}I外,还可用^{123}I、^{99m}Tc等。用高锝酸钠做甲状腺扫描,所得的扫描图较用^{131}I扫描清晰。

【正常图像】

正常甲状腺闪烁图呈蝴蝶状,分左右两叶,右叶高于左叶,两叶之间有一峡部相连,峡部较薄。但甲状腺的形状变异很大,尤其是在峡部,可由看不见的很宽厚的程度。正常情况下,甲状腺内放射性分布是均匀的。

【临床意义】

1. 根据甲状腺结节有无吸收^{131}I功能,鉴别甲状腺结节的性质

可通过扫描加以区别,一般分为三大类。

(1)热结节:结节摄^{131}I功能,但绝大多数为良性,较少数有癌变者。热结节常见于自主性功能亢进性腺瘤。在扫描图上只看到一个热结节,其周围甲状腺组织无摄取^{131}I功能而不显示。这是由于功能亢进性腺瘤分泌大量的甲状腺激素,抑制垂体前叶 TSH 的释放。使腺瘤周围组织发生萎缩而失去^{131}I功能。在注射外源性 TSH 后,其周围组织摄^{131}I功能可以恢复,甲状腺轮廓可重新显现。有时功能亢进性腺瘤分泌甲状腺激素不很多,不能完全抑制周围正常组织的摄^{131}I功能。在扫描图上可以有不同程度的显示,如在给予甲状腺素一个时期后再做扫描,则只有结节具有摄^{131}I功能,其图形不变,而周围组织由于摄^{131}I功能被抑制,故不再显示。

(2)温结节:结节与周围甲状腺组织摄^{131}I功能相同或几乎相同,通常为甲状腺内良性肿瘤。

(3)冷结节:结节无摄^{131}I功能,或摄^{131}I功能低于周围甲状腺组织,称为

冷结节。结节可分为血块、囊肿、钙化、纤维化、坏死、功能低下的腺瘤癌肿。如：结节为多发性的，边界清楚，以良性机会较大。若为单一性的冷结节与周围组织的分界不十分清楚，应怀疑恶性可能，通常恶性肿瘤无摄[131]I功能。

2. 甲状腺大小和形态的观察

根据扫描所得的甲状腺面积可算出甲状腺重量，以决定[131]I治疗剂量，还可用扫描观察术后甲状腺组织的形态。舌下甲状腺、脑脊后甲状腺均可应用扫描做出诊断。故为分化的甲状腺癌特别是滤泡型，尚有一定的摄[131]I功能，如癌肿转移至身体其他部位，可在转移显示出有效的放射性浓度，有助于诊断及定位。

（徐　宁　何浩明）

第十节　基础代谢率

【概述】

在维持机体基本生理活动（即血液循环、呼吸及恒定的体温）时，每小时单位体表面积最低耗热量减去标准消耗热量，其差值与标准耗热量之百分比，称为BMR。测试前一天晚餐不宜过饱、夜间应有充足睡眠、测试日禁早餐，利用BMR测定器进行测定。如无BMR测定器设备时，也可利用测定患者的脉率、血压，并选用下列公式之一进行计算。如取以下4种公式结果的平均值，则更为可靠。

(1) BMR％＝（脉率＋脉压差）－111（Gale）

(2) BMR％＝0.75×（脉率＋脉压差×0.74）－72（Read）

(3) BMR％＝0.75×（脉率＋脉压差）－72（Löhle）

(4) BMR％＝1.28×（脉率＋脉压差）－116（Kosa）

正常值：－10％～＋15％

【临床意义】

1. BMR增高

(1) 约95％甲状腺功能亢进者BMR增高，其增高程度与病情轻重相一致。

(2) 妊娠、发热、心肺功能不全、嗜铬细胞瘤、肾上腺皮质功能亢进症、白血病、恶性肿瘤等也都有不同程度的增高。

2. BMR 减低

（1）甲状腺功能减退症：BMR 多介于－20％～－40％，下降程度往往与病情严重程度成比例。

（2）恶病质、神经性厌食、禁食、肾上腺皮质减退症也可不同程度的降低。

BMR 不受含碘食物、药物及 TBG 浓度和结合力的影响，如能除外环境、技术、生理、病理等因素的影响，则对判断甲状腺功能亢进病情轻重和观察治疗效果有一定参考价值。

（徐承来　刘忠伦）

第十一节　肾小管对磷重吸收率

【概述】

甲状旁腺激素有促进尿磷排泄的作用，其原理主要是抑制肾小管对磷的重吸收而不增加肾小球滤过的磷量；在甲状旁腺功能亢进时，肾小管对滤过磷的重吸收率减少，故肾小管重吸收磷的百分率的测定对诊断甲状旁腺功能亢进症具有一定的价值，但只有当肾小球滤过率正常时才有意义。

【试验方法】

晨起患者排空尿液，记录时间，随后饮水数杯，以保证以后 2 h 内有较多的尿液排泄。1 h 后采血测血磷和肌酐，在第 1 次排空尿液后 2 h，患者再排空尿液并记录时间、尿量，测尿磷及肌酐浓度。

尿磷及尿肌酐浓度乘以尿量等于 2 h 内尿磷及尿肌酐排泄量。此排泄量除以收集尿液的正确时间即得出单位时间内磷及肌酐排泄率（mg/min）。有肌酐排泄率（mg/min）和血清肌酐浓度（mg/ml）比率，即得出肌酐廓清率（ml/min），后者可代表肾小球滤过率。血磷浓度（mg/ml）乘以肌酐廓清率即可得出肾小球滤过磷（mg/min），肾小球滤过磷与尿磷排泄率之差即为每分钟肾小管重吸收磷。肾小管重吸收磷和肾小球滤过磷比率即等于肾小管重吸收磷百分率。后者反映甲状旁腺激素（PTH）对肾脏的影响。

上述计算法可演算如下：

尿磷排泄率(mg/min) ＝ 尿磷浓度（mg/ml）× 尿量(ml)/ 时间(120 min)

尿肌酐排泄率(mg/min) ＝ 尿肌酐浓度(mg/ml)× 尿量(ml)/ 时间(120 min)

肌酐廓清除率(ml/min) ＝ 尿肌酐排泄率(mg/min)/ 血肌酐浓度(mg/ml)

肾小球滤过磷(mg/min) ＝ 血磷浓度(mg/ml)× 肌酐廓清率(ml/min)

肾小管重吸收磷(mg/min) ＝ 肾小球滤过磷(mg/min)－尿磷排泄率(mg/min)

肾小管重吸收磷百分率 ＝（肾小管重吸收磷 / 肾小球滤过磷）×100％

【正常值】

肾小管重吸收磷百分率为(90.7±3.4)％,范围介于 84％～96％。

【临床意义】

甲状旁腺功能亢进症患者肾小管重吸收磷百分率下降,平均值约为 79％,范围介于 76％～83％。在手术治疗后肾小管重吸收磷百分率上升至平均值为 94％,范围 91％～99％,证明有暂时性的功能性甲状旁腺功能不全。

（刘忠伦　董一善）

第十二节　磷廓清率

【概述】

本试验用于诊断甲状旁腺功能减退症。因磷廓清率的计算优于肾小管重吸收磷百分率。正常人肾小管对滤过磷的重吸收可达 95％,甲状旁腺功能减退症患者的磷重吸收率即使再高些,与正常人的区别也不大,而采用磷廓清计算时正常人与甲状旁腺功能减退症者的区别较为明显。

【试验方法】

同肾小管重吸收磷百分率方法,并按下列公式求出磷廓清率：

磷廓清率(ml/min)＝尿磷排泄率(mg/min)/血磷浓度(mg/ml)

【正常值】

平均值为(10.8±2.7)ml/min,范围为 6.3～15.5 ml/min。

【临床意义】

（1）甲状旁腺功能亢进症患者磷廓清率可增至 16～40 ml/min。

（2）甲状旁腺机能减退症患者磷廓清率可减少至 1.7～7.3 ml/min，平均为 5 ml/min。

（何浩明　徐承来）

第十三节　钙耐量试验

【概述】

血清钙含量直接影响甲状旁腺功能，血钙骤然升高时，对正常的甲状旁腺有抑制作用，甲状旁腺激素分泌减少，于是尿磷排泄量降低，血磷增高；而对甲状旁腺功能紊乱者，血钙的增高不引起上述的正常反应。

【试验方法】

连续 3 d，给患者进相同饮食，上午 8:00 早餐后，收集第 2 天（从第 2 天上午 8:00 至第 3 天上午 8:00 早餐前）及第 3 天（时间间隔同上）的尿液，分别测尿钙及尿磷含量。第 4 天，早餐后 1 h，静脉滴注生理盐水 500 ml，在盐水内加入 10%葡萄糖酸钙溶液，用量为钙 15 mg/kg，滴注历时 4 h，在滴注时患者进食午餐如常，滴注开始前、滴注中途（即滴注 2 h 后）、滴注完毕、滴注完毕后 4 h，以及开始滴注后 24 h，分别抽血测血钙、血磷。

【正常值】

甲状旁腺功能正常者在滴注钙盐后，血磷明显增高，尿磷显著减少。

【临床意义】

（1）甲状旁腺功能亢进症患者，如由腺瘤引起者，可分泌大量的甲状旁腺激素。不受或其少受血钙增高的抑制作用，故血磷增高及尿磷的减少不如正常人显著。

（2）甲状旁腺功能减退者由于缺乏具有功能的甲状旁腺组织，因而高血钙对血磷浓度及尿磷排量不引起如正常人样的变化，部分患者尿磷排量反而增加。

（蒋　健　徐　宁　何浩明）

第六章　免疫学测定技术与分子生物学在医学检验中的应用

第一节　免疫学测定技术的新进展

现代免疫学测定技术源于标记技术的发展。继 1941 年 Coons 等创立荧光素标记技术(fluorescent antibody technique)以来,20 世纪 50 年代末、60 年代初,Yalow 等创立了放射免疫分析(radio immunoassay,RIA)技术,1966 年,由美国和法国学者同时报道建立酶免疫测定技术(enzyme immunoassay,EIA),包括:酶免疫组化技术,固相酶免疫测定[如酶联免疫受体吸附技术(ELISA),Western 印迹]和均相酶免疫测定(EMIT,又称酶放大免疫分析技术)。另一传统标记技术为胶体金标记免疫分析始于 20 世纪 80 年代,除应用于免疫电镜外,目前又相继报道建立了一些新型标记免疫测定技术,如元素标记免疫测定、核酸标记免疫测定和量子点标记免疫测定技术。这些技术及由此衍生的实验方法有些已在临床免疫学检验中得到广泛的应用,有些尚处于研究和探索阶段。

一、荧光素标记的免疫测定技术

1. 间接免疫荧光技术(IFA)

长期以来用作细胞内抗原定位或相应抗体检测的"金标准",适合用作筛查实验,主要用于抗核抗体(ANA)、抗 ds - NAD 抗体、抗平滑肌抗体(ASMA)、抗中性粒细胞胞质抗体(ANCA)等自身抗体,及某些病原体如 EB 病毒、SARS 病毒、军团菌及其他呼吸道病原体的检测等。目前已有商品化的全自动操作系统。其技术特点是减少手工操作可能造成的偶然误差,提高了免疫试验的标准化和自动化程度,缩短了测试所需的时机。

2. 流式细胞免疫荧光分析(FCM)

该技术借鉴了荧光抗体与细胞分析仪原理,经历了从相对细胞计数到绝对细胞计数,从细胞膜成分到细胞内成分,从单色荧光到多色荧光的发展历程,并将分子表型与免疫表型分析相结合,因而成为细胞分析和分选的重要工具。在细胞表型(cellrlar phenotype)分析、DNA含量与细胞周期分析、细胞内及核膜成分分析及细胞分选等领域有着广泛的应用。

3. 以荧光素标记为基础的四聚体分新技术

该技术主要是基于主要组织相容性复合体(MHC)/抗原肽复合物与T细胞表面受体(TCR)相互作用的原理而设计的。首先选择某一抗原特异性T细胞所识别的抗原表位肽及该表位肽结合的组织相容性抗原(HAL)分子,使之形成HAL肽复合物,进一步生物素化后在于特定荧光素(如PE)标记的链酶亲和素按照一定比例混合,如此构建的四聚体即可通过其本身MHC分子呈递的表位肽与T细胞表面的TCR进行精确识别和高亲和力结合而达到检测抗原特异性T细胞的目的。由其衍生的主要技术类型包括:

(1) MHC-肽四聚体流式细胞术,特点是快速、敏感、特异,可计数所有抗原特异性T细胞,不管这些细胞是原始的或效应的,有功能的或无功能的;

(2) 原位MHC-肽四聚体染色法(IST),可分为直接法和间接法两种,用于组织切片染色,检测抗原异性T细胞在空间和时间上的分布;

(3) MHC-肽四聚体磁分离技术,分离的抗原特异性T细胞可由此进一步分析其生物性功能;

(4) MHC-肽四聚体ELISA法;

(5) MHC-肽四聚体分子微阵列技术。

上述以荧光素标记为基础的四聚体分析技术均已应用于病毒(如HBV、HCV和HIV等)抗原、肿瘤抗原特异性T细胞核自身免疫病相关的自身反应性T细胞(ART)的测定和研究中。

二、酶标记免疫测定技术(ELA)

　　1. 酶联免疫吸附技术(enzyme-linked immunosorbant assy,ELISA)

　　理论上只要能获得某一抗原纯品或相应的抗体制剂,即可对其相应的抗体或抗原进行 ELISA 测定。因此,几乎所有的可溶性抗原、抗体系统均可用于该技术进行检测。其特点是实验结果具有较高的敏感性和特异性,最小可测值达纳克(ng)甚至皮克(pg)水平,但易受诸多测定因素(如包被抗原、抗体的质量,微孔板表面的吸附性能等)的干扰。与放射免疫分析相比,ELISA 技术的标记试剂相对比较稳定,且无放射性危害。因而在血源病原体(抗原和抗体)、体液中各种微量蛋白(肿瘤标志物、细胞因子、小分子激素、自身抗体和某些毒品、药物)方面均有着广泛的应用。除手工操作外,目前已有自动化的酶免疫分析体统(有开放和封闭式两种类型),可根据需要选择合适的或与仪器配套的试剂使用。

　　2. 以酶标记为基础的免疫印迹和免疫斑点技术

　　免疫印迹(immunoblotting,IB)和免疫斑点(immundot,ID)是两种密切相关而又有所不同的分析技术。前者是将组织、细胞或细菌裂解物的蛋白质分成通过基质钠十二烷基硫酸聚丙烯酰胺凝胶电泳(SDS - PAGE)分离开来,再转移至硝酸纤维(NC)膜上进行分析,后者则是直接将纯化或基因重组的蛋白质抗原以点状或线状的形式固相至 NC 膜表面,后续与样品、酶结合抗体反应及呈色步骤则完全不同。由于实验中采用的是蛋白质亚单位或抗原分子纯品,因此,该技术可用于对特异性抗原或抗体确认,如用于人类免疫缺陷病毒(HIV)、丙型肝炎病毒(HCV)感染的确诊试验,以及抗核抗体中可抽出性核抗原(ENA)多肽抗体谱特异性变应原(IgE 作用的靶抗原)等项目的检查。除定性检查外,实验中还可以对其显示显色带或斑点进行扫描,以报告其定量测定结果。

　　3. 酶联免疫斑点技术(enzyme-linked immunospot,ELIspot)

　　ELIspot 是在 ELISA 方法的基础上发展起来的一种用于测定 B 细胞分泌免疫球蛋白(immunoglobulin,Ig)、T 细胞分泌细胞因子(cytokine,CK)功能的分析技术,为定量 ELISA 技术的延伸和发展。其原理和实验设计是在微孔培养板底部披覆特异抗某种 Ig 或 CK 的单克隆抗体。待检测的外周血单个核细胞(PBMC)加入微孔板内培养,在特异性抗原或有丝分裂原的作用下,数小时内记忆型 B 细胞或 T 细胞即活化并分泌免疫球蛋白(Ig)或细胞因子(CK),当即就被位于细胞下方的固相单克隆抗体所捕获。洗去细胞后,被捕获的 Ig 或细胞因子与随后加入的生物素化第二抗体结合,在加入酶标记的亲和素与生物素反应,以酶底物显色,阳性细胞即可在固相板底的局部形成直径 50~200 μm 大小不等的圆形着色斑点。每一个斑点对应分泌 Ig 或 CK 的一个细胞,斑点直径的大小直接反映特定阳性 B 细胞、T 细胞族群的产物能。

该技术除最初用于检测分泌抗体的 B 细胞外,更多的则是用于检测 T 细胞分泌各类 CK 的状况。因此,ELIspot 已成为当今免疫学研究中 T 细胞功能测定的标准技术。其优点在于提供一个接近于体内的试验环境,在近于自然生理的条件下,观察单个细胞分泌免疫活性物质进程。能检出频率为 1/100 万的阳性细胞。这种分辨率已经远远超过胞内细胞因子的四聚体染色和 ELISA 法测定的灵敏度。由于该技术易受多种测定因素的干扰,因此对实验操作要求较高,包括抗体包被、洗涤、激活物(特异性抗原肽)的加入、细胞接种及培养均需严格无菌;在细胞培养过程中应避免移动、碰撞,尽量减少开关培养箱的次数,否则会导致细胞移位,造成斑点模糊和拖尾现象的发生。同时应多设重复孔,并设置阳性、阴性和空白对照。为实现不同实验者或实验结果的可比性,还需要有一种定量的质控系统。目前,国际上多采用核心参比实验室的质控方法,即以核心参比实验室的质控细胞为质控品对本实验室结果进行质量控制。

三、标记物为基础的免疫测定技术

1. 元素标记免疫测定技术

主要有以镧系元素(如 Eu^{3+}、Tb^{3+} 或 Sm^{3+} 等)作为标记物的时间分辨荧光免疫分析(TrFIA)和钌元素(Ru)作为标记物的电化学放光免疫分析(ECLIA)。TrFIA 除有测定范围宽,试剂稳定,测定速度快,灵敏度和特异性高外,还可通过双标记进行两种指标的同时测定。ECLIA 技术特点是钌元素可以在电场作用下反复被激发而使信号得以放大。这些元素标记免疫测定均需特定的仪器设备并用配套试剂。

2. 核酸标记免疫测定技术

该技术是以核酸的扩增或转录翻译为基础的。DNA 与上述标记物不同，其本身无指示特性，但通过聚合酶链反应（PCR），可在数小时内扩增千百万倍，因而具有极高的检测灵敏度。而转录翻译则是将编码酶（如萤火虫荧光素酶和 β－半乳腺苷酶 α 肽）的 NDA 片段标记抗体，抗原抗体固相反应后再对 DNA 进行细胞外转录翻译成相应的酶进行测定。由于 1 个 DNA 分子经转录可得到多个 mRNA 分子，同时 1 个 DNA 分子经翻译又可生成数个蛋白质分子，因此也具有很高的测定敏感性，但这类技术目前处于探索和研究阶段，也无现成的商品试剂盒供应。

3. 量子点标记免疫测定技术

量子点（quantum dots，QD）又称半导体纳米微晶粒（semiconductornamocrystal），通常是由 ⅡB 和 ⅥA 族元素组成，目前研究较多的主要是 CdX（X＝S、Se、Te），粒径范围为 2～20 nm。1998 年，美国加州伯克利大学的 Alivisatos 和印第安纳大学的 Nie 等所在的研究小组同时在《Science》上发表相应的研究成果，最早提出了量子点作为生物标志物的设想。因量子点为多电子体系，发光效率远高于单个分子，稳定性能也高出荧光染料分子的 100 倍，且不同粒径量子点受同一束光激发可产生不同颜色的荧光。因此，QD 具有良好的光电性能、尺寸效应和高通量应用的潜能，并将有可能取代传统燃料成为新一代荧光标记物。最近，Goldman 等分别用不同颜色的量子点标记抗蓖麻毒素、霍乱毒素、志贺菌霉素和葡萄球菌肠毒素 B 的抗体，在同一块微孔板上实现了对上述 4 种毒素的同时检测。尽管 QD 作为荧光标记物在免疫测定中的研究才刚刚起步，但结果已显示出在多种项目同时测定的优势。因此，该技术在诸如生物多组分同时测定、免疫示踪定位、细胞成像及疾病早期诊断中将有广泛的应用前景。

四、其他新型分析技术平台

1. 微阵列免疫芯片技术

以微阵列为基础的免疫芯片技术是一种高通量、微型化和自动化的蛋白质分析方法,有别于一般的 DNA 芯片技术。其原理类似于 ELISA 的实验模式,主要是基于抗原与抗体特异性结合反应设计的,所测目的分子仅有结构上的专一性,而无序列特异性。该技术预先将基因重组蛋白或从组织细胞中分离纯化的抗原(如蛋白质、DNA 或磷酸分子等)或单克隆抗体分子有序排列并固定在芯片表面制成微列阵,对背景封闭后即可与血清样本反应捕获样品中对应的目的分子,再加入荧光素标记的第二抗体进行反应(若采用酶标记的二抗反应,则需用特异性底物/色源溶液呈色)。最后用充电连接装置(charge coupled device,CCD)照相技术与激光扫描系统获取阵列图像,利用专门的计算机软件进行图像处理和结果分析。该方法突出的优点在于减少了被检样本和试剂的用量,可对血清样本中多种目的分子(包括自身抗体和其他微量蛋白)实施高通量的平行检测与分析。由我国自行开发研究的多肿瘤标志物蛋白芯片检测系统,采用固相单克隆抗体制作的微阵列可对 12 种不同的肿瘤标志物进行同时检测,其优点是可同时检测多种肿瘤标志物,提供相对全面和客观的临床信息,作为其他肿瘤诊断技术的补充。用于病原体感染诊断的结核杆菌蛋白芯片则是将 3 种结核分枝杆菌(TB)特异性抗原〔脂阿拉伯甘露糖(LAM)、相对分子质量为 38 000 和 16 000 的蛋白质〕固定于微孔滤膜表面,利用其渗滤和浓缩作用,使抗原抗体反应在固相膜上快速进行没再以免疫金标记的抗人 Ig 作为二抗直接在膜上显色(紫红色斑点)。该法技术特点是可同时筛查多种 TB 抗原的抗体,方便、快速而又有较高的特异性和敏感性,特别是对痰涂片阴性及肺外结核患者的检出,更具有优越性。用于自身抗体谱检测的芯片技术则是将各种自身抗体的靶抗原固相至载体表面(载玻片或滤膜)制成抗原分子微阵列,可用于系统性红斑狼疮(SLE)和类风湿关节炎(RA)等自身免疫性疾病的辅助诊断。

2. 液态芯片技术(liquid chip)

该技术是基于流式细胞计数原理而设计的一种均相微珠免疫分析系统,分别将抗原或单克隆抗体置于特定的微珠表面(可被一束激光识别)与样本中的抗体或抗原结合后,再与荧光标记的第二抗体反应,由另一束激光激发测定其荧光强度进而达到定量检测的目的。其特点是可同时检测和定量一份样本中的多种指标,并具有极高的检测速度、测试敏感度和良好的结果特异性。该技术还可根据实验目的的不同,进行测试项目的任意组合,是目前唯一得到美国食品与药物管理局(FDA)认证、并允许进入临床实验室应用的芯片技术。Rouquette 等用此技术检测了 222 例患者血清中 9 种抗核抗体[抗 dsDNA、抗 SSB、抗 Sm、抗 U1RNP、抗 Sd‐70、抗 Jo‐1、抗核糖体(ribosome)和抗着丝粒 (centromere)B 抗体],敏感性为99.1%,特异性为 100%,变异系数(CV)值＜10%,各项指标与 ELISA 法测定值的相关系数均在 0.90~0.97 之间、除此之外,该技术还可用于对各种细胞因子、小分子激素、肿瘤标志物,以及传染病和神经内分泌系统疾病等的诸多指标进行检测。因此,任何使用微量分析系统的测试项目都有可能利用该技术得到更好的发展。

3. 表面增强激光离子化解吸‐飞行时间质谱技术(SELDI‐TOF‐MS)

SELDI‐TOF‐MS 是继 DNA 指纹图谱后发展建立的又一指纹图谱分析技术(即蛋白表型指纹分析)。通过不同固相模式将探针分子吸附于芯片表面,在捕获样品中的目的蛋白后,通过加入能量吸收分子和接受激光束的轰击,即可吸附在阵列芯片表面的靶蛋白离子化,在电场力作用下飞行,通过检测的离子的飞行时间计算出其质量电荷化,用以分析蛋白质的分子量和相对含量。美国 Ciphergen Biosysterns 公司利用这一技术检测了健康人和前列腺癌患者的血清样品,在 3 d 的时间内发现了 6 种潜在的前列腺生物学标准,显示了此技术还存在一定程度的方法学稳定性和重复性问题,目前尚处于研究和探索阶段。

(张一鸣　董一善)

第二节　分子生物学在医学
检验中的应用

分子生物学是一门正在蓬勃发展的学科,新技术和应用条件的不断出现,为检验医学的发展提供了崭新的时代,并提供新的机遇和挑战。分子生物学是以核酸、蛋白质等生物大分子为研究对象的学科。分子生物学技术即建立在核酸生化基础上的一类研究手段,现已广泛应用于医学检验中,同时也逐渐渗入数理科、结构基因组学、功能基因学和环境基因组学。研究内容也从 DNA 鉴定扩展到核酸及表达产物分析。技术不断进步为微生物检验、肿瘤诊断及评估、遗传病诊断、免疫系统疾病诊断提供重要依据和创新思路。在结构基因组学、功能基因组学和环境基因组学蓬勃发展的形势下,分子诊断技术将会取得突破性进展。现将 PCR、分子生物传感器、分子生物芯片、分子蛋白组学、生物纳米技术等在医学检验的应用作一综述。

20 世纪末生物学领域中分子学得到了蓬勃发展,基因克隆技术逐渐趋向成熟,而且基因测序工作也逐渐完善,迎来了新的后基因时代。分子诊断学技术得到突破性的进展,检验医学也逐步进入了崭新的时代,为其学科的发展提供新的机遇和挑战。分子生物学是以核酸、蛋白质等生物大分子为研究对象的学科。分子生物学技术即建立在核酸生化基础上的一类研究手段,现已广泛应用于医学检验中,同时也逐渐渗入数理科学、机构基因组学、功能基因组学和环境基因组学。研究内容也从 DNA 鉴定扩展到核酸及表达产物分析,技术不断进步为微生物检验、肿瘤诊断及评估、遗传病诊断、免疫系统疾病诊断提供重要依据和创新思路。现介绍分子生物学在医学检验方面的实际应用现状,并分析其应用情况和前景。

一、PCR 在医学检验中的应用

聚合酶链反应(polymerase chain reaction,PCR)是一种在生物体细胞外通过酶促合成特异 DNA 或 DNA 片段的方法,又称多聚酶链反应、无细胞克隆技术等。PCR 技术主要由高温变性、低温退火和适温延伸 3 个步骤反复的循环构成,是在一种特异耐热酶- TaDNA 聚合酶的催化下完成的由 DNA 聚合酶催化反应。以 PCR 为代表的各种扩增技术的出现使我们进入了基因诊断的新时代。目前,全世界利用 PCR 技术诊断感染性疾病每年达几千万人次。美国临床检验标准委员会和国际临床化学学会分别于 1995 年和 1998 年颁布了关于分子扩增在临床诊断中应用的质量评估文件等准则文件,后者还对 PCR 操作的各个环节进行了详细评论,获得两个权威性文件的肯定,可见 PCR 技术在医学检验方面的重要性。

目前,PCR 已广泛应用于寄生虫学、微生物学、肿瘤学、遗传学、免疫学、基因治疗、食品检测、出入境检验检疫等诸多领域。在医学检验工作中,PCR 技术的应用既可以保证样品检测的准确性和可靠性,又可节省大量的人力、物力和财力,有巨大的社会和经济效益,具有推广应用价值。传统的 PCR 技术既费时、费力,其间的污染环节多,容易出现假阳性或假阴性结果。为克服常规 PCR 检测技术的不足,人们一直在对传统的 PCR 技术进行改进,已发展有多重 PCR、实时定量 PCR 技术(reat timePCR,RT－PCR)、荧光定量 PCR(FQ－PCR)、实时荧光定量 PCR 技术、巢式 PCR、PCR－酶联免疫吸附试验(ELISA)、链置换扩增技术、连接酶反应(LCR)等。与传统的培养鉴定、免疫测定相比具有特异性强、灵敏度高、操作简便、省时等特点。石伟先等通过实时荧光 PCR 法、胶体金快速检测法及病毒分离培养法在甲型流感病毒检测中的临床应用比较的结论是实时荧光 PCR 法灵敏度、特异性高,适于确诊。Skladal 等用经过寡核苷酸探针修饰的电压传感器检测血清中的丙型肝炎病毒(HCV)实时监测其 DNA 结构转录及 PCR 扩增过程,整个检测过程仅需 10 min。它不仅可用于基因分离、克隆和核酸序列分析等基础研究,还可用于疾病的诊断或任何有脱氧核糖核酸(DNA)、核糖核酸(RNA)的地方。随着人类基因组测序计划(HGP)的逐步实施及分子生物学科的迅猛发展,越来越多的动植物、微生物基因组序列清楚地呈现在人们面前,基因序列技术正以前所未有的速度迅猛发展。但是对如此众多的基因在生命过程中的功能,如何进行研究就成了全世界生命科学工作者共同研究的课题。为此,建立了新型杂交技术和基因测序方法以便高效、快速地检测分析大量的遗传信息。

二、分子生物传感器在医学检验中的作用

传感器是指将传感技术与分子生物诊断技术相结合而形成的一门新技术。分子生物传感器是利用一定的生物或化学的固定技术,将生物识别元件(酶、抗体、抗原、蛋白、核酸、受体、细胞、微生物、动植物组织等)固定在换能器上,当待测物与生物识别元件发生特异性反应后,通过换能器将所产生的反应结果转变为可以输出、检测的电信号和光信号等,以此对待测物质进行定性和定量分析,从而达到检测分析的目的。分子生物传感器可广泛地应用于对体液中的微量蛋白、小分子有机物、核酸等多种物质的检测。近几年,高紧密度的生物传感器技术,开启了临床病原微生物的诊断检测的新纪元。生物传感器包括光学生物传感器(optical biosensor)、压电生物传感器(piezoelectric biosensor)和电化学生物传感器(eldctrochemical biosensor),其中以光学生物传感器广泛应用于病原微生物的检测,以荧光(fluorescence)和表面胞质基因组共振(surface plasmon resonance,SPR)为代表的光学生物传感器由于它独有的选择性和灵敏度,可快速检测污染物、病毒、药物以及病原菌,因而在生物分析中应用最为广泛。2007 年,Waswa 等利用 SPR 生物传感器直接检测食品中的大肠埃希菌 O157：H7 灵敏度为 102～103 CFU/ml。2011 年,斯城燕等基于 SPR 原理的生物传感器方法,实现了快速检测大肠埃希菌 O157：H7,一个样品仅需 5～7 min。该法检测大肠埃希菌 O157：H7 的检测限为 3×10^5 CFU/ml,RU 变化值和大肠埃希菌 O157：H7 的浓度在一定范围内相关性良好,相关系数达到 0.99。SPR 生物传感器法具有稳定性良好,检测时间短、操作方便等优点,并且为检测低水平的生物分子尤其是细菌和病毒提供了一个新方法。

三、分子生物芯片技术在医学检验中的应用

随着人类基因组计划(HGP)的完成,蛋白质组计划也已经启动,基因序列数据、蛋白序列和功能数据倍增的要求,生命科学需要更快捷、更准确的自动化的生物技术,而生物芯片在这种情况下应运而生。生物芯片(biochip)的概念虽源于计算机芯片但不同于计算机芯片。狭义的生物芯片即微阵列芯片,主要包括 cDNA 微阵列、寡核苷酸阵列、蛋白质微阵列和小分子化合物微阵列。分析的基本单位是在一定尺寸的基片(如硅片、玻璃、塑料等)表面以点阵方式固定的一系列可寻址的识别分子,点阵中每一个点都可视为一个传感器的探头。芯片表面固定的分子在一定的条件下与被检测物进行反应,其结果利用化学荧光法、酶标法、同位素法或电化学法显示,再用扫描仪等仪器记录,最后通过专门的计算机软件进行分析。而广义的生物芯片是指能对生物成分或生物分子进行快速并行处理和分析的厘米见方的固体薄型器件。生物芯片技术是融微电子学、生物学、物理学、化学、计算机学为一体的高度交叉的新技术,具有重大的基础研究价值,又具有明显的产业化前景。经过十多年的发展,生物芯片技术已日臻完善,其应用前景非常广阔,因其具有技术操作简易、自动化程度高、检测目的分子数量多,高通量等特点,为“后基因组计划”时期

基因功能的研究及现代医学科学及医学诊断的发展提供了强有力的工具。在临床检验医学方面,生物芯片技术已经被应用于病毒/细胞的检测、自身免疫性疾病的免疫标志物的检测、遗传性疾病的检测、肿瘤免疫标志物的单一检测及其联检等方面。甘志远等通过呼吸道斑点试验芯片法检测呼吸道病毒抗体发现其具有简便快速、灵敏度和特异度高等优点,是临床呼吸道病毒感染辅助的有效方法,值得推广使用。

生物芯片具有操作简单、信息量大、节约试剂、减少误差、诊断快速的特点,在临床诊断、科学研究和流行病筛选中具有广泛的应用前景,它的诞生也为人们提供了一种高通量、高效率的肿瘤学研究手段。

四、分子蛋白组学在医学检验中的应用

蛋白组学是在基因组学之后又一"组学",其发展迅速,是由于其能够较为全面地考察蛋白层面的表达情况,有利于获得各种蛋白、多肽、因子等信息,从而对相关机制进行更深入的研究。随着医疗从传统的被动治疗逐渐向主动预防和治疗的医学观念质变,特别是个体化医学的出现和渐入主流,生物标志物的研究开发也成为近年来临床和制药领域的热点课题。人类基因及无数病原体的测序为蛋白组学的研究打开大门,为开发应用蛋白组学提供基因序列编码框架,从而使更多的兴趣集中于应用蛋白组学研究疾病的进程,发现新的早期诊断和早期检测的生物学标志物,加速药物研究的 发展。尽管癌基因的发现及临床应用在分子水平上理解疾病的发生发展上有很大的缺陷,但是蛋白组学较其他方法更接近生命实际,更易于发展早期检测,发现新的生物学标志物及治疗靶向,继而指导患者的治疗。

蛋白组学全套技术目前已应用于疾病研究,通过结合更先进的技术,增加灵敏度,减低样品的检测条件,增加通量和更有效地揭示各式各样的蛋白质翻译后修饰,蛋白组学技术必将更有力地加快发展诊断及治疗的步伐。

五、分子生物纳米技术在医学检验中的应用

纳米科学技术是 20 世纪末期刚刚诞生并正在崛起的新科技,通过直接操

纵和安排原子、分子创新物质,纳米技术与医学相结合,促进了基础医学研究技术的完善、临床诊断技术的革新及治疗水平的提供。通过应用纳米技术,在DNA检测时,检测方法更为简便、快速、准确。美国 NASA Ames Center for Chnology 与中南大学卫生部纳米生物技术重点实验室合作,将碳纳米管用于基因芯片,样本需要量低于 1 000 个 DNA 分子(传统 DNA 检测的样本需要量超过 10^6 个 DNA 分子);需要的样品量更少,可免去传统的 PCR 扩增步骤;结果可靠、重复性好;操作简单、易实现检测自动化。免疫分析加上磁性修饰已成功地用于各种生物活性物质和异生质(如药物、致癌物等)的检测。将特异性抗体或抗原固定到纳米磁球表面,并以酶、放射性同位素、荧光染料或化学发光物质为基础所产生的检测与传统微量滴定板技术相比具有简单、快速和灵敏的特点。霍美俊等利用抗体偶联的靶向磁性纳米颗粒可在交变磁场下感应升温的双重功能,将其作为磁感应热疗的靶向介质,有望研制出病毒感染性疾病磁感应热疗的靶向介质,为寻求一条快速诊断 EV71 病毒感染的新方法。纳米细胞分离技术的出现有助于解决生物医学中快速获取细胞标本的难题。应用于纳米免疫磁珠检测早期肺癌患者循环血液中的肿瘤细胞,可检测肺癌的转移情况。

(张一鸣　徐承来)

第七章　常见内分泌系统疾病的检验诊断与临床

第一节　单纯性甲状腺肿

【概述】

单纯性甲状腺肿(simple goiter)是由于缺碘,甲状腺素合成酶缺陷致甲状腺肿因子引起的甲状腺非肿瘤性增生性疾病。此症的特点为甲状腺代偿性肿大,但一般不伴甲状腺功能失调。本症可分为地方性和散发性两大类,以地方性为多见。地方性甲状腺肿严重流行区少数婴儿患者可伴发呆小症,其甲状腺功能明显降低。成人患者中个别结节性甲状腺肿患者,可演变为甲亢(主要为 TT_3 型甲亢)。

【病因】

1. 缺碘

缺碘是地方性甲状腺肿的主要原因,与流行地区的饮水、食盐、食物中的碘含量明显减少或完全缺乏有关。

2. 甲状腺素合成障碍

甲状腺素合成障碍与某些酶先天性缺陷有关。

3. 致甲状腺肿的物质增多

有些食物中含有硫尿类物质,药物中的硫尿素、他巴唑、保泰松、锆盐含致甲状腺肿物质,阻碍甲状腺素合成大量的碘化物,也能抑制甲状腺素的合成与释放。

【临床表现】

临床上一般无明显症状。甲状腺常呈轻、中度肿大、表面光滑、质地较软,重度肿大的甲状腺可引起压迫症状,出现咳嗽、气促、吞咽困难或声音嘶哑等,胸骨后甲状腺肿可使头部、颈部和上肢静脉回流受阻。

【检验诊断】

1. 甲状腺功能检查

甲状腺摄^{131}I率的测定,患者由于缺碘,甲状腺摄^{131}I摄取率多数高于正常。

2. 血液激素测定

促甲状腺激素测定:地方性缺碘、高碘性甲状腺肿和单纯性弥漫性甲状腺肿患者 TSH 值多高于参考值。

3. TT_3、TT_4 测定

TT_4 减低、TT_3 升高。

【诊断与鉴别诊断】

1. 诊断

甲状腺肿可以分为 3 度:外观没有肿大,但是触诊能及者为 I 级;既能看到,又能触及,但是肿大没有超过胸锁乳突肌外缘者为 II 级;肿大超过胸锁乳突肌外缘者为 III 级。B超检查是确定甲状腺肿的主要检查方法。

2. 鉴别诊断

早期的自身免疫性甲状腺炎主要表现为甲状腺肿,长期可以没有甲状腺功能改变或表现为亚临床甲状腺功能减低和血清甲状腺自身抗体阳性。

(蒋　健　张　铭)

第二节　甲状腺功能亢进症

【概述】

甲状腺功能亢进症(hyprehyroidisin)简称甲亢,是由于甲状腺患者分泌过量的甲状腺激素所致。该病为常见的内分泌疾病,多见于女性,男女比例为 1:4~6,甲亢有许多类型(见表 7-1),它们的共同特点是体内甲状腺激素分泌过多,但不同的类型有其各自的特征,因此各种类型的甲亢,其病因、临床表现和甲状腺功能检查结果可有所不同。甲亢中最常见的是毒性弥漫性甲状腺肿,又称 Graves 病,约占甲亢总数的 90%。

【病因】

毒性弥漫性甲状腺肿的病因与其他类型的甲亢显然不同。它是由于免疫功能障碍即自身免疫所致。另外,其发病与家族遗传也有密切关系。免疫功能障碍可以引起体内产生多种淋巴因子和甲状腺自身抗体,致使甲状腺肿大,甲状腺激素分泌亢进,随之出现一系列甲亢的症状和体征,临床上以神经兴奋性增强、组织代谢亢进及甲状腺肿大为特征,患者有乏力、消瘦、心慌、怕热、多汗、食欲亢进、大便次数增多、情绪激动、烦躁易怒等。绝大多数患者有甲状腺肿大,为双侧弥漫性肿大。质地较软,表面光滑,无结节(个别例外)。不少甲亢患者还有眼球突出,眼球突出程度有轻有重。甲状腺触诊可有细微的震颤,听诊可有血管杂音。双手平伸侍,手指可有细微震颤。

表 7 - 1 甲 亢 的 分 类

---

1. 甲状腺性甲状腺功能亢进(甲状腺自身功能亢进)
   毒性弥漫性甲状腺肿(Graves 病)
   毒性结节性甲状腺肿
   毒性甲状腺瘤
   新生儿甲亢
   碘甲亢
   甲状腺癌伴甲亢
2. 垂体性甲亢
   垂体促甲状腺激素腺瘤
3. 异位促甲状腺激素综合征
4. 卵巢性甲状腺肿
5. 仅有甲亢表现而甲状腺本身无功能增高
   人为性(服用甲状腺激素)甲亢
   甲状腺类如亚急行甲状腺炎、无痛性甲状腺类等

【临床表现】

甲亢危象:是甲状腺毒症急性加重的一个综合征。发生原因可能与循环内甲状腺激素水平增高有关。临床表现有高热,大汗,心动过速(140 次/min)、烦躁、焦虑不安、谵妄、恶心、呕吐、腹泻,严重者可有心衰、休克及昏迷等。Graves 眼病患者自诉眼内有异物感、胀痛、畏光、流泪、复视、斜视、视力下降;突眼超出正常值上限 4 mm;有结膜充血、眼睑水肿、眼睑红斑等症状。

【实验室诊断】

1. 血液激素测定

(1) 血清 TT_3、TT_4 测定：是目前诊断甲亢最常用的检查项目。甲亢患者血清 TT_3、TT_4 往往都增高，尤其是血清 TT_3 增高更为明显。有的患者只有 TT_3 增高，血清 TT_4 仍在正常范围，即所谓 T_3 型甲亢。这种患者的甲亢病情一般比较轻。有极少患者只有血清 TT_4 增高，而 TT_3 增高很不明显，称为 T_4 型甲亢。

但是，TT_3、TT_4 有时并不能准确反映甲状腺额功能状态。例如，妊娠、口服避孕药。雌激素治疗、遗传性甲状腺激素结合蛋白增加等都可使血清 TT_3、TT_4 水平增高，而甲状腺功能并未发生亢进；雄激素治疗、肾上腺皮质激素治疗、肾病综合征、肝功能衰竭、药物（如苯妥英钠、保泰松等）治疗、遗传性甲状腺激素结合蛋白减少等均可使 TT_3、TT_4 水平下降，而甲状腺功能并未发生减退；有些急性疾病可以引起 TT_3 水平下降，而 TT_4 正常或偏高等。由此可见，血清 TT_3、TT_4 测定在一般情况下对甲亢的诊断是非常有意义的，但在某些特殊情况下，可以出现于甲状腺功能状态不一致的结果。因此，不能因为血清 TT_3、TT_4 增高就认为一定是甲亢，而必须密切结合患者的临床表现做综合判断，才能避免诊断错误。

(2) 血清 FT_3、FT_4 测定：甲状腺生成的 T_3、T_4，运送到血液循环中后，大部分与蛋白质结合，结合部分的 T_3、T_4 没有生物活性。其高低不能反映甲状腺的功能状态，只有很小一部分不与蛋白质结合、呈游离状态，故称为 FT_3、FT_4。FT_3、FT_4 具有生物活性，其高低能够表明甲状腺的功能状态。前面所说的 TT_3、TT_4 是包括蛋白质结合的部分和游离的部分，其高低往往与 FT_3、FT_4 呈平行关系，即 TT_3、TT_4 高，FT_3、FT_4 也高；反之 TT_3、TT_4 低，FT_3、FT_4 也低。FT_3、FT_4 测定的优越性在于受影响的因素较少，故可提高诊断的准确率。

(3) 血清促甲状腺激素(TSH)测定：血清促甲状腺激素的高低能反映垂体分泌促甲状腺激素的多少。甲亢患者血清促甲状腺激素水平很低，这是由于高甲状腺激素抑制了垂体促甲状腺激素的合成和分泌。因此，测定血清促甲状腺激素水平也是诊断甲亢的一项有用的检查。血清 TSH 水平明显减低，加上血清 FT_3、FT_4 水平增高，基本可以确定为甲亢。但是垂体促甲状腺激素腺瘤所致的垂体性甲亢，因此垂体促甲状腺激素腺瘤分泌过多的促甲状腺激素,也可使 TSH 明显增高,继而兴奋甲状腺,引起 T_3、T_4 合成分泌增多,但垂体 CT 检查往往发现有垂体肿瘤征象。

(4) 反 T_3(γT_3)测定:甲亢时,血清 γT_3 浓度增高,诊断符合率可达 100%,比 FT_3、FT_4 更灵敏。但临床上更多作为治疗甲亢的疗效观察指标。γT_3 下降速度比 TT_3 慢,若 TT_4 和 γT_3 低于正常,表明用药过量。

(5) 促甲状腺激素释放激素兴奋试验(TRH 兴奋试验):促甲状腺激素释放激素是三肽,具有刺激腺垂体释放促甲状腺激素(TSH)与泌乳素(PRL)的功能。甲亢患者静脉注射 TRH 后血清 TSH 值不升高,若血清 TSH 值升高可排除甲亢。

2. 血液自身抗体检测

(1) 甲状腺球蛋白抗体(TGA)和甲状腺微粒体抗体(TMA)测定:某些甲状腺疾病,如慢性淋巴甲状腺炎(又称桥本甲状腺炎)、原发性甲状腺功能减退症、毒性弥漫性甲状腺肿,均与甲状腺自身免疫性损害有关。TGA 和 TMA 是在免疫过程中产生的自身抗体,对甲状腺有损伤作用。TGA 和 TMA 的阳性率以慢性淋巴甲状腺炎最高,其次为原发性甲状腺功能减退症。毒性弥漫性甲状腺肿患者 TGA 和 TMA 的阳性率及效价均不如前两种疾病高,如果在毒性弥漫性甲状腺肿患者血液中测到 TGA 和 TMA,但其效价不很高,一般没有太大的临床意义。当甲亢治疗好转,滴度会逐渐消失。如果查到的 TGA 和 TMA 效价很高,就不能简单地看作是毒性弥漫性甲状腺肿,可能同时合并患有慢性淋巴行甲状腺炎。对于这种患者一般不能用甲状腺手术或放射性[131]I 治疗,以免引起甲减。

(2) 促甲状腺激素受体抗体(TSH 受体抗体,TRAb)测定:抗 TSH 受体抗体(TRAb)是甲状腺细胞膜 TSH 受体的自身抗体。这种抗体具有多种生理功能。抗 TSH 受体抗体包括刺激性抗体(TSAb)和抑制性抗体(TSBAb)。前者有刺激甲状腺功能的作用,后者具有抑制甲状腺功能的作用。TSAb 是引起毒性弥漫性甲状腺肿(Graves 病)患者甲亢和甲亢复发的重要原因之一。TRAb 检测阳性率在毒性弥漫性甲状腺肿患者高达 80%～90%。TRAb 阳性,不仅对弥漫性甲状腺肿有诊断意义,且有助于疗效考核。患者经抗甲状腺药物治疗后,如 TRAb 持续阳性,预示停药后甲亢的复发。TRAb 活性越高,复发就越早。TRAb 阴性,则提示病情缓解,对于指导临床治疗有重要意义。

目前,临床上 Graves 病经内科治疗临床症状消失。血中甲状腺激素水平恢复正常后还需用药多长时间往往难以确定。有人认为,当甲亢治疗缓解后在持续用药 9 个月是必要的。甲亢患者经治疗症状消失而 TRAb 仍然阳性者,说明仅在功能方面取得缓解(功能缓解),而在免疫学方面仍未缓解,有复发的潜在危险,因此必须持续治疗至 TRAb 转阴的"免疫缓解"状态,才可以考虑停药。

3. 其他检查

1)了解代谢状态的项目

(1)基础代谢率(BMR):基础代谢率是指禁食 14~16 h 后,在环境温度 16~20℃和绝对安静卧床的条件下,人体每小时每平方米体表面积所产生的热量。通过基础代谢仪测得的基础代谢率,如果条件严格,测定准确,可以反映人体全身的代谢情况,故可以用作判断甲状腺功能的一项指标,对甲亢的诊断有一定的帮助。正常人的 BMR 在 -10%~+10% 范围内。甲亢患者的 BMR 一般超过 15%。由于许多因素可以影响 BMR 的测定结果,使测定的结果并不能反映真实的代谢状况,因而往往造成错误诊断。为此,近年来各医院已基本不做此项检查。

(2)血清胆固醇测定:甲亢时体内胆固醇合成增加,但胆固醇分解、排泄也增加。由于胆固醇分解、排泄大于合成,因而血清胆固醇水平降低。甲亢患者在病情活动期其水平往往明显降低,也可以在正常范围的低限水平;当甲亢病情缓解,则其水平逐渐上升至正常水平。目前,随着甲状腺功能检查项目逐渐增多,血清胆固醇测定已不作为评价甲状腺功能的主要项目,只是作为一种辅助项目。

2)了解垂体-甲状腺调节的项目

(1)甲状腺摄[131]I率:甲状腺可以选择性地吸取血中的碘物质,其吸取碘的高低可以反映甲状腺功能高低,即甲亢时吸取碘增高,甲减时吸取碘减低。利用这个原理,给受检者一定量的放射性[131]I,然后通过测定甲状腺部位的放射性,可以计算出其甲状腺摄[131]I率的高低,从而作为判断甲状腺功能状态的一项指标。目前该检查已不作为一项常规检查,只是在其他检查项目不能肯定诊断时才加作这项检查。如果甲状腺吸碘率明显增高,尤其是吸碘高峰时间提前,有助于甲亢的诊断。

(2)甲状腺素抑制试验:临床上给怀疑甲亢的患者口服一定剂量的甲状

腺激素,并测定服甲状腺激素前和后的两次甲状腺摄^{131}I率,如果服激素后的甲状腺摄^{131}I率明显下降,则考虑该患者可能不是甲亢;如果服激素后的甲状腺摄^{131}I率不下降,则考虑该患者可能是甲亢。这个试验就叫做甲状腺素抑制试验,但对老年人,尤其是已有心脏病的人,不宜作此试验,以免加重心脏病或诱发心脏病。

（3）促甲状腺激素释放激素(TRH)试验。

3）了解甲状腺肿大情况的项目

甲状腺扫描检查。甲状腺扫描对一般的甲亢患者不一定做出检查,这是因为甲亢病例中绝大多数弥漫性甲状腺肿大,往往没有结节样肿块。但是有少数甲亢病例,甲状腺肿大不是弥漫性,而呈现多个结节或者单个结节性肿大,这是做甲状腺扫描有一定意义；还有的慢性淋巴性甲状腺炎伴有甲亢(桥本甲亢),甲状腺肿大也不太规则,甚至有结节样感觉,这种病例也可能需做甲状腺扫描。甲状腺扫描发现有热结节,若是单个热结节,可能是毒性甲状腺腺瘤；若是多个热结节或伴有放射性分布不均,可能是毒性结节性甲状腺肿。热结节以良性居多,冷结节可为良性肿瘤,也可为恶性肿瘤。

总的来说,甲亢患者的检查项目很多,每项检查都有一定的意义。但是,对每个甲亢患者而言,做检查一定要有针对性,而 TT_3、TT_4(或 FT_3、FT_4)及 TSH 应是常规检查项目(见表 7 - 2)。

表 7 - 2　甲状腺疾病患者血中甲状腺激素的变化

甲 状 腺 疾 病	TT_4	TT_3
TT_3 型甲亢	正常	升高
TT_4 型甲亢	升高	正常
服外源性 T_3 过多	降低	升高
甲亢复发前兆	正常	升高
地方性甲状腺肿	正常	升高
耳聋性甲状腺肿	正常	升高
甲亢(弥漫性甲状腺肿)	升高	升高
TBG 含过高	升高	升高
服外源性 T_4 过多	升高	升高

【诊断与鉴别诊断】

1. 诊断

甲亢的确立：

(1) B 超检查证实，少数病例可无甲状腺肿大。

(2) 血清 TT_4，FT_4 增高，TSH 降低。

(3) 高代谢症状和体征。具备以上三项即可明确诊断。

2. 鉴别诊断

与甲状腺毒症原因的鉴别，主要是甲亢所致的甲状腺毒症与破坏性甲状腺毒症(例如，亚急性甲状腺炎、无症状性甲状腺炎等)的鉴别。两者均有高代谢的表现，甲状腺肿和血清甲状腺激素水平的升高。而病史，甲状腺体征和 ^{131}I 摄取率是主要的鉴别手段。

（董一善　袁小松）

第三节　甲状腺功能减退症

【概述】

甲状腺功能减退症(hypothroidism)简称甲减，是由甲状腺分泌甲状腺素过少或生理效应不足所发生的一种黏液性水肿的内分泌疾病。

【病因】

有甲状腺性甲减(原发性)、下丘脑-垂体性甲减(继发性)和周围性甲减3 种。

1. 原发性甲减

包括：甲状腺缺乏性甲减，这是由于甲状腺组织先天性或获得性缺乏或萎缩所致；甲状腺肿性甲减，这是由于甲状腺激素合成障碍，导致甲状腺激素分泌减少。常见有先天性、缺乏合成甲状腺激素的酶而引起激素合成减少或功能障碍。

2. 周围性甲减

周围组织对甲状腺激素不敏感或存在甲状腺激素结合抗体，引起甲状腺激素的生理效应减低或消失。

3. 继发性甲减

是指由下丘脑或垂体病变所引起，如下丘脑损伤、肿瘤、手术、结合等因素引起甲状腺激素释放(TRH)生成不足或垂体前叶功能减退、炎症、出血及坏死等。甲减的临床表现主要是：怕冷、皮肤干燥、泛黄、疲劳、记忆力差、反应缓慢、轻度贫血、颜面水肿、表情呆滞、心率缓慢、心电图检查呈低电压、T 波倒置，月经过少，血中 PRL 水平升高等。

临床表现：易疲劳，怕冷，体重增加、记忆力减退，反应迟钝、嗜睡、精神抑郁、便秘、月经不调、肌肉痉挛等。体格检查可见表情淡漠、面色苍白、皮肤干燥发凉、粗糙脱屑、颜面和眼睑和手皮肤水肿、声音嘶哑、毛发稀疏、眉毛外 1/3 脱落，由于高胡萝卜素血症，手脚皮肤呈姜黄色，其他肌肉关节、血管系统、血液系统、消化系统、内分泌系统等均可发生改变，病情严重者可以发生昏迷、休克、肾功能不全并危及生命。

【实验室诊断】

1. 血液激素的测定

（1）总甲状腺素(TT_4)测定：是判断甲状腺功能低下的最好的单项指标，甲减患者血清 TT_4 全部降低。

（2）游离三碘甲状腺原氨酸(FT_3)和游离甲状腺素(FT_4)测定：甲减患者的血清中的 FT_3 和 FT_4 明显降低，符合率达 100%，是确诊甲减最理想的指标。

（3）促甲状腺素的测定：是诊断原发性甲减常用的灵敏的指标，对轻度和早期甲减诊断有较大的临床诊断价值。

（4）TRH 兴奋实验：用以诊断原发性甲减和鉴别诊断继发性甲减。可做垂体 TSH 的储备功能估计，是决定垂体病术前及术后是否进行代替治疗的参考指标。

（5）促甲状腺激素释放试验：原发性甲减时，血浆中 TRH 浓度增高，继发性甲减时，如垂体性血浆中 TRH 升高，下丘脑性则降低。

（6）甲状腺结合球蛋白测定：甲减时，血清 TBG 水平明显身高，经治疗后，随着症状的改善，TBG 水平也随之下降，是治疗甲减患者较理想的治疗指标。

（7）反 TT_3(rTT_3)测定：对轻型及亚临床型甲减诊断 rTT_3 优于 TT_3 和 TT_4，但不如 TSH 灵敏，可作为甲减时代替治疗中的治疗观察。若血清 rTT_3

及 TT_3 正常,反映用药适当。若 rTT_3 及 TT_3 均明显升高,而 TT_4 正常或偏高,则提示药物剂量过大。对潜在性或早期甲减的慢性淋巴性甲状腺炎有较大的价值,比 TT_3 和 TT_4 及 TSH 灵敏。

2. 其他检验

(1)外周血象:患者多有轻度或中度贫血,多为正细胞正色素性或小细胞低色素性,偶见大细胞性贫血。

(2)血脂测定:胆固醇、甘油三酯等增高。

(3)血糖测定:正常或降低。

3. 原发性甲减与继发性甲减鉴别

原发性甲减与继发性甲减鉴别如表 7 - 3 所示。

表 7 - 3　原发性甲减与继发性甲减的鉴别

	TT_4	TSH	TRH 兴奋试验
原发性甲减	降低	升高	升高
继发性甲减	降低	降低	正常

【诊断与鉴别诊断】

1. 诊断

根据体征,根据实验室检测和 CT、MRI 检查诊断并不困难。

2. 鉴别诊断

本病需与甲亢、甲状腺毒血症相鉴别。

（徐　宁　高云明）

第四节　甲状旁腺功能亢进症

【概述】

甲状旁腺功能亢进症(hyperparathyroidism)是指由于甲状旁腺分泌过多的甲状旁腺激素(PTH)所引起的以骨骼病变、尿路结石和高血钙、低血磷为特征的疾病。

【病因】

迄今为止,病因尚未完全阐明。一般可分为原发性、继发性及假性3种。

1. 原发性甲旁亢

与家族遗传或放射性损伤有关。

2. 继发性甲旁亢

是由于体内存在甲状旁腺素刺激因素,引起甲状旁腺增生、肥大或形成自由性腺瘤。

3. 假性甲旁亢

由肺、肾、肝等恶性肿瘤所分泌的 PTH 样多肽或溶骨性因子引起。其临床表现主要是:食欲缺乏及便秘,恶心呕吐,体重减轻,全身肌肉软弱无力,心律不齐,失眠,多饮,多尿,尿路感染。神经系统检查可见肌强力下降及反射消失等体征。

【临床表现】

本病多见于 20～50 岁的成年人,40 岁以后发病率显著增加,女性 2 倍于男性,本病的临床表现归纳为:

1. 高钙血症

中枢神经系统可出现记忆力减退,情绪不稳。当血钙超过3 mmol/L时,易出现幻觉、狂躁,甚至肌电图异常。消化系统可出现食欲缺乏、腹胀、消化不良、便秘、恶心、呕吐,还可以发生十二指肠球部溃疡,若皮肤钙盐沉积还可引起皮肤瘙痒。

2. 骨骼系统

患者早期出现骨痛,主要位于腰背部、髋部、肋骨和四肢,局部有压痛。后期表现为纤维囊性骨炎,可出现骨骼畸形与病理性骨折,身材变矮,行走困难,部分患者可出现骨囊肿,表现为局部骨折隆起。

3. 泌尿系统

长期高血钙可影响肾小管的浓缩功能,出现多尿、夜尿、口渴等现象。还可以出现肾结石与肾实质钙化,反复发作的肾绞痛与血尿。肾钙质沉着症可导致肾功能逐渐减缓,最后引起肾功能不全。

4. 其他

甲旁亢患者有家族史,常为多发性内分泌腺瘤(MEN)的一部分,可与垂体瘤及胰岛细胞瘤同时存在，即 MEN I 型；也可与嗜铬细胞瘤及甲状腺髓样癌同时存在，即 MEN 2A 型。

5. 高钙危象

严重病例可出现重度高钙血症，伴明显脱水，威胁生命，应紧急处理。

【检验诊断】

1. 血钙测定

反复测定急血钙和 Ca^{2+} 的浓度，同时测定血浆蛋白和血 pH（因两项可影响急血钙和 Ca^{2+} 浓度），如血 pH 和白蛋白正常，多次总血钙和 Ca^{2+} 明显高于正常范围，基本可以确诊。

2. 血磷测定

约 2/3 患者血磷浓度明显低于正常范围，少数患者可在正常值范围，在肾衰时血磷浓度可升高。

3. 血碱性磷酸酶测定

明显高于正常。

4. 血氯测定

明显高于正常。

5. 血 PTH 测定

多数高于正常。5%～10% 患者在参考值范围高限，PTH 浓度与病情轻重成正比，非甲旁亢血钙过高者，血 PTH 值很低甚至测不出，因此，常用此作鉴别诊断。

6. X 线检查

X 线表现和病变严重程度相关，典型表现为普遍性骨质疏松、弥漫性脱钙。腹水平片示肾和输尿管结石、肾钙化。

7. 骨密度测定和骨超声速率检查

显示骨呈丢失和骨浓度减低。

【诊断与鉴别诊断】

1. 诊断

定性诊断：患者有反复发作的尿路结石，骨痛，骨骼 X 线摄片有骨膜下皮质吸收、囊肿样变化、多发性骨折或畸形等。实验室检查有高血钙、低血磷、血清碱性磷酸酶升高、尿钙增高，诊断基本上可以确定。为确定本病诊断尚须作血清 PTH 测定,并结合血清钙测定,特别在早期,无症状患者,血清 PTH 增高的同时常伴有高钙血症是重要的诊断依据。其他原因所致血钙增高时,PTH 分泌被抑制,血清 PTH 常降低或不能测得。定位诊断、定性诊断确立之后,尚需行颈部超声检查、放射性核素检查,如^{99m}Tc 甲氧基丁基异腈(MIBI)、颈部和纵隔 CT 扫描等定位诊断,这对手术治疗十分重要。

2. 鉴别诊断

早期仅表现高钙血症患者,应与其他引起高钙血症作鉴别。恶性肿瘤如肺癌、肾癌等分泌的一种蛋白质,可与 PTH 受体结合,产生与 PTH 相似的作用,称为 PTH 相关蛋白(PTHrp),从而引起高钙血症与低磷血症(称伴瘤高钙血症)。伴瘤高钙血症者其血清 PTH 常降低或不能测得,且常有原发恶性肿瘤的临床表现,如肿瘤切除,血清钙可下降。但有时肿瘤部位较隐匿,尚未出现症状即可出现高钙血症。因此,原因不明的高血钙必须排除肿瘤的可能性。

其他引起高钙血症的疾病如结节病、维生素 D 过量等,其血 PTH 正常或降低,皮质醇抑制试验可予鉴别。此外,还应与代谢性骨病如骨质疏松症、骨质软化症、骨性营养不良等相鉴别。

（蒋　健　张一鸣）

第五节　甲状旁腺功能减退症

【概述】

甲状旁腺功能减退症是由于甲状旁腺素(PTH)减少或缺乏引起的一种以神经-肌肉兴奋性增高、低血钙、高血磷为特征的疾病。

【病因】

PTH 从合成、释放,与靶器官受体结合过程中,任何一个环节的障碍均可引起甲旁减,包括 PTH 生成减少、分泌受抑制、作用受阻三大原因。常见于前颈部手术或放射性损伤。如甲状腺切除术时,手术不慎切除了甲状旁腺或损伤了甲状旁腺血管,致甲状旁腺缺如、萎缩或变性。特发性甲旁减及内分泌疾病的早发型及自身免疫因素造成的迟发型甲旁减,长期低血钙致使 PTH 分泌减少造成功能性甲旁减。

【临床表现】

手足搐搦,严重病例全身骨骼肌及平滑肌呈痉挛状态。心动过速、四肢刺痛、发眩、精神焦虑、烦躁,记忆力减退。白内障在本病中颇为常见,可严重影响视力,皮肤干燥、脱屑,指甲出现纵嵴,毛发粗而干、易脱落,易得念珠菌感染。

【检验诊断】

1. 血钙和尿钙测定

甲旁减患者血钙和尿钙明显低于正常范围,严重者尿钙可明显减低或消失。

2. 血磷和尿磷测定

甲旁减患者血磷增高,尿磷减少。

3. 尿 cAMP 测定

甲旁减患者明显降低。

4. 血 PTH 测定

特发性甲旁减及手术切除患者,血清 PTH 明显降低,而假性甲旁减则明显升高。

5. PTH 试验

正常人注射 PTH 后尿磷排泄量比注射前提高 5～6 倍,且尿 cAMP 同时增高。患者尿磷排泄量及尿 cAMP 明显高于正常人。但非甲旁减患者则变化不明显,临床上常用此做鉴别诊断。

6. 磷清除率试验

患者磷清除率降低。

【诊断与鉴别诊断】

1. 诊断

本病常有手足搐搦反复发作史,实验室如有血钙降低(常低于 2 mmol/L)、血磷增高(常高于 2 mmol/L)且能排除肾功能不完全,诊断基本上可以确定。

2. 鉴别诊断

(1) 假性甲状旁腺功能减退症(PHP):本病是一种具有以低钙血症和高磷血症为显性或隐性遗传性疾病。典型患者可伴有发育异常、智力发育迟缓、体态矮胖、圆脸。静脉滴注 200U PTH 后,尿 cAMP 与尿磷不增加为Ⅰ型,尿 cAMP 增加,但尿磷不增加为Ⅱ型,以Ⅰ型最为常见。

(2) 严重低磷血症:血清磷低于 0.4 mmol/L,患者也可以出现低血钙与手足搐搦,血清 PTH 可降低或不能测得,但低磷纠正后,低血钙迅速恢复,血清 PTH 也随之正常。

(3) 其他:如代谢性呼吸性碱中毒、维生素 D 缺乏、肾功能不全、腹性腹泻、钙吸收不良等,应加以鉴别。

(徐 宁 崔文贤)

第六节 尿 崩 症

【概述】

尿崩症(diabetesinsipidus,DI)是指精氨酸加压素(AVP)又称抗利尿激素(ADH)严重缺乏或部分缺乏(称中枢性尿崩症),或肾脏对 AVP 不敏感(肾性尿崩症)致肾小管重吸收水的功能障碍,从而引起多尿、烦渴、多饮与低密度尿和低渗尿为特征的一组综合征。

【病因】

约 50% 患者是由下丘脑神经垂体部位肿瘤,如颅咽管瘤、松果体瘤、第三脑室肿瘤、转移性肿瘤、白血病等引起的。继发性尿崩症:约占 30%,临床上找不到任何原因,部分患者尸检时发现下丘脑视上核与室旁核细胞明显减少或几乎消失。遗传性尿崩症:少数中枢性尿崩征有家族史,呈常染色体遗传。

【临床表现】

尿崩症的临床表现为多尿、烦渴与多饮,起病常较急,一般起病日期明确,24 h 尿量可多达 5～10 L,最多不超过 18 L,但也有报道超过 40 L/d,尿密度常在 1.000 5 以下,尿渗透压常为 50～200 mmol/L,尿色淡如清水,部分患者症状较轻,24 h 尿量仅为 2.5～5.0 L。如限制饮水,尿密度可超过 1.010,尿渗透压可超过血浆渗透压,可达 290～600 mmol/L,称为部分性尿崩症。

【检验诊断】

1. 禁水试验和禁水加压素试验

尿崩症禁饮后,皮下注射加压素 5 U,数小时内尿量锐减,尿密度超过 1.020,尿渗透压比注射前至少增高 9%以上。肾性尿崩症患者对本实验无反应或反应不明显。

2. 高渗盐水试验

正常人静脉给予高渗盐水后,血浆渗透后升高,ADH 释放增加,尿量减少,尿密度增加,而本病患者则反之,需注射加压素后,才出现尿量减少和尿密度增加。

3. 加压素测定

(RIA 法)本病患者禁水后不增加或增加不多,肾性尿崩症患者往往偏高。

4. 尿液检查

尿密度 1.001~1.005,尿渗透压 50~260 mmol/L。

5. 血浆渗透压与血钠浓度

由于低渗性多尿如水分供应不突出,可见血浆渗透压明显升高。血清钠离子浓度可明显升高达 175 mmol/L。

6. ADH 测定

尿崩症患者 ADH 低于正常参考值低限,禁水后也不见增高或轻度增高。但肾性尿崩症则往往正常甚至偏高。

【诊断与鉴别诊断】

1. 诊断

典型尿崩症的诊断依据:一个持续多尿、烦渴、多饮、低密度尿者均应考虑尿崩症的可能性。利用血浆、尿渗透压测定可诊断尿崩症。其依据是:① 尿量多,一般在 4~10 L 每天。② 低渗尿:尿渗透压＜血浆渗透压,一般低于 200 mmol/L,尿密度一般在 1.005 以下。③ 禁水试验不能使尿渗透压和尿密度增加,而注射加压素后尿量减少,尿密度增加,尿渗透压较注射前增加 9%以上。④ 加压素(AUP)和去氨加压素(DDAUP)治疗有明显效果。

2. 鉴别诊断

(1) 精神性烦渴:主要表现为烦渴、多饮、多尿、低密度尿,与尿崩症很相似。但 AUP 并不缺乏,主要由于精神因素引起的烦渴、多饮,因而导致多尿和低密度尿。这些症状可随情绪而波动,并伴有其他神经症状,上述诊断试验均在正常范围。

(2)肾性尿崩症:是一种家族性 X 连锁遗传性疾病,其异常基因位于 X 染色体长臂 Xq28 p 位,其肾小管对 AUP 不敏感。90%的患者显示有 AUP2 受体基因(U2R)突变,而 U1 受体功能正常。大约 10%是由于水通道蛋白 2 (AQP2)基因突变引起的常染色体隐性遗传。此外,极少数家族显示 AQP2 基因突变的常染色体显性遗传。

3. 其他

慢性肾脏疾病,尤其是肾小管疾病、低血钾症、高钙血症等均可影响肾浓缩功能而引起多尿、口渴等症状,但有相应原发疾病的临床特征,且多尿程度也较轻。

(蒋　健　袁小松)

第七节　糖　尿　病

【概述】

糖尿病(diabetes mellitus)是一种常见病、多发病,是因胰岛素分泌绝对或相对不足,引起葡萄糖、脂肪、蛋白质和水、电解质、酸碱平衡等失调的代谢性疾病。临床上可分为胰岛素依赖型(1 型,青少年)和非胰岛素依赖型(2 型,成年型)两种。可引起多系统损害,导致眼、肾、神经、心脏、血管等组织器官进行性病变,功能减退及衰竭。

【病因】

病因尚不完全明了。一般为与遗传、环境及免疫等因素有关。胰岛素由胰岛 B 细胞合成和分泌,经血循环到达体内各组织器官的靶细胞,与特异受体结合并引发细胞内物质代谢效应,在整个过程中任何一个环节发生异常均可导致糖尿病的发生。

【临床表现】

1. 代谢紊乱症状群

血糖升高后因渗透性利尿引起多尿,继而口渴多饮;外周组织对高血糖的利用障碍,脂肪分解增多,蛋白质代谢负平衡,渐见乏力、消瘦,儿童生长发育受阻;为了补偿损失的糖,维持机体活动,患者常易饥、多食,故糖尿病的临床表现常被描述为"三多一少"即多尿、多饮、多食和体重减轻。可有皮肤瘙痒,尤其是外阴瘙痒、血糖升高较快时可使眼房水、晶体渗透压改变而引起屈光改变致视力模糊。

2. 并发症和伴发病

糖尿病患者常发生疖、痈等皮肤化脓性感染,可反复发生,有时可引起败血症或脓毒血症,皮肤真菌感染、体癣也常见。真菌性阴道炎病、巴氏腺炎为女性患者常见的并发症,多为念珠菌感染所致。糖尿病合并肺结核的发生率较非糖尿病患者高,病灶多呈渗出干酪性,易扩散,形成空洞。肾盂肾炎和膀胱炎多见于女性患者,反复发作可转为慢性。

糖尿病的慢性并发症可遍及全身各重要器官,发病机制极其复杂,尚未完全阐明,与遗传易感性、胰岛素抵抗、高血糖、氧化应激等多方面因素影响有关。其中以大血管病变(如动脉粥样硬化侵犯主动脉、冠状动脉、脑动脉、肾动脉和肢体外周动脉等)引起出血性和缺血性脑血管病、肾动脉硬化等。微血管病变:微血管是指微小动脉和微小静脉之间管腔直径在 $100~\mu m$ 以下的毛细血管及微血管网,其中以糖尿病肾病和视网膜病变为重要。

此外,还可影响胃肠、心血管、泌尿生殖系统,出现尿失禁、尿潴留、阳痿等;还可以出现糖尿病足,引起足部溃疡,糖尿病是截肢、致残的主要原因。皮肤病变也很常见。

【检验诊断】

1. 尿糖测定

胰岛素依赖型患者尿糖可持续阳性,餐后更加明显,非胰岛素依赖型尿糖可以阴性,或仅在餐后阳性。有的患者肾阈增高,即使血糖较高,尿糖仍可阴性。

2. 尿液其他检验

尿密度增高,可达 $1.030\sim1.040$ 以上,与尿中糖含量成正比。尿蛋白一般为阴性,但在并发肾小球硬化或尿路感染时可阳性。尿中可见红细胞、白细胞及管型。

3. 血糖测定

空腹血糖≥7.0 mmol/L,可确诊为糖尿病,若多次测定低于 5.6 mmol/L,

则可排除糖尿病。

4. 餐后 2 h 血糖测定

餐后 2 h 血糖若≥11.0 mmol/L,可以确诊,<7.8 mmol/L者可以排除糖尿病,此测定对胰岛素依赖型患者意义较大。

5. 葡萄糖耐量试验

疑似为糖尿病,而空腹或餐后血糖高于正常,但又未达到肯定诊断水平的患者需做本实验。一次口服一定量的葡萄糖,24 h 后如测得血糖≥11.0 mmol/L,尿糖阳性时间较长,高血糖持续时间较久者,可诊断为糖尿病。若血糖<7.0 mmol/L、尿糖阴性,则可排除糖尿病。

6. 糖化血红蛋白测定

糖尿病患者升高,高血糖特别是血糖和尿糖波动较大的患者,用本实验来诊断或监测病情的发展有独特的临床意义。未控制者升高,被控制者减低。

7. 糖化红细胞膜蛋白

非糖尿病患者糖化红细胞膜蛋白为$(67.13\pm4.65)\mu mol/L$(果糖),糖尿病患者的红细胞膜蛋白和红细胞膜蛋白总量均升高。

8. 果糖胺测定

糖尿病患者血清果糖胺明显升高,本指标可很好地判断糖尿病被控制的程度。

9. 胰岛素和胰岛素释放试验

血浆胰岛素测定,胰岛素依赖型患者血浆胰岛素降低,非胰岛素依赖型患者则升高,本法有助于鉴别糖尿病两大类型。

10. C 肽释放试验

血 C 肽测定:胰岛素依赖型患者口服葡萄糖后,血清 C 肽低于正常,非胰岛素依赖型患者则与胰岛素反应一致,高峰出现迟缓,下降也慢。尿 C 肽测定:胰岛素依赖型可明显下降至 11 $\mu g/L$,非胰岛素依赖型患者降低不明显。

11. 血脂检查

病情未控制时,血脂及脂蛋白升高,以三酸甘油升高为主,胆固醇升高次之,高脂蛋白血症常以Ⅲ型为主,Ⅱ型次之。

12. 肾功检查

糖尿病伴肾病患者,除尿中有管型外,血尿素氮、肌酐及其他肾功检查异常。

13. 血乳酸测定

用于诊断糖尿病乳酸中毒患者。

14. 有关病因和发病机制的检查

GAD65 抗体、IAA 及 IA‐2 抗体的联合检测、胰岛素敏感性检查、基因分析等。

【诊断与鉴别诊断】

1. 诊断

(1) 三多一少症状。

(2) 以糖尿病的并发症首诊的患者；原因不明的酸中毒、失水、昏迷、休克；反复发作的皮肤疖或痈、真菌性阴道炎、结核病等；血脂异常、高血压、冠心病、脑卒中、肾病、视网膜病、周围神经炎、下肢坏疽及其他代谢综合征。

2. 鉴别诊断

注意其他原因所致的尿糖阳性，肾性糖尿因肾糖阈降低所致，尿糖阳性，但血糖及口服葡萄糖耐量试验(OGTT)正常。某些非高血糖的糖尿，如：果糖、乳糖、半乳糖尿，用班氏试剂检测呈阳性，用葡萄糖氧化酶试剂检测呈阴性反应。

甲状腺功能亢进症、肾空肠吻合术后，因碳水化合物在肠道吸收快，可引起进食后 $1/2 \sim 1$ h 血糖过高，出现糖尿，但空腹血糖(FPG)和 2 h 血糖(PG)正常。弥漫性肝病患者，葡萄糖转化为肝糖原功能减弱，肝糖原储存减少，进食后 $1/2 \sim 1$ h 血糖过高，出现糖尿，但 FPG 偏低，餐后 $2 \sim 3$ h 血糖正常或低于正常。急性应激状态时胰岛素拮抗激素(如肾上腺素、促肾上腺皮质激素、肾上腺皮质激素和生长激素)分泌增加，可使糖耐量减低，出现一过性血糖升高，尿糖阳性，应激过后可恢复正常。

（徐　宁　徐承来）

第八节　垂　体　瘤

【概述】

垂体瘤相当多见，约占颅内肿瘤的 15％，包括功能细胞及非功能细胞肿瘤，以引起闭经-溢乳综合征的泌乳素瘤最常见，其次是生长激素瘤及无功能性垂体瘤。

【病因】

垂体前叶按光学显微镜下的细胞形态和染色分为嫌色性,嗜酸性和嗜碱性细胞。根据细胞的亚微结构及分泌功能,垂体前叶有不同分泌功能的细胞,产生相应的激素。生长激素细胞分泌生长激素(GH);泌乳素细胞分泌泌乳素(PRC);促肾上腺皮质细胞分泌促肾上腺皮质激素(ACTH);促甲状腺素细胞分泌促甲状腺激素(TSH);促性腺激素细胞可分为两种细胞,分泌促卵泡刺激素(FSH)和黄体生成素(LH)。

垂体瘤的发生机制有:① 遗传:如多内分泌腺瘤病-Ⅰ(MEN1),prop－1过多,转录因子缺陷。② 下丘脑病变:如生长激素释放激素(GHRH)或促肾上腺皮质激素释放因子(CRH)过多,多巴胺缺乏,受体活化可能。③ 垂体信号转导突变:如生长因子和细胞因子作用异常。④ 癌基因活化或细胞周期调节破坏。⑤ 抑癌基因丧失:癌基因 gsp. Ras 突变,PTTG－1。⑥ 环境因素:放射线作用,雌激素应用。⑦ 靶腺(甲状腺、性腺、肾上腺)功能衰竭。

【临床表现】

垂体瘤尤其是具有功能的激素分泌瘤有两种表现:一为占位性病变的扩张作用;二是激素的分泌异常,或分泌过多,或肿瘤增长压迫正常垂体组织而使激素分泌减少,表现为继发性性腺、肾上腺皮质、甲状腺功能减退症和生长激素缺乏。如表 7－4 所示。

表 7－4　垂体内分泌细胞瘤所分泌激素及临床表现

肿 瘤 分 类	分 泌 激 素	临 床 表 现
生长激素分泌细胞瘤	生长激素和催乳素	肢端肥大症,巨人症
催乳素分泌细胞瘤	催乳素	女:闭经-溢乳综合征,不育 男:性腺功能减退,阳痿
POMC 分泌细胞瘤	促肾上腺皮质激素	库欣症
	促黑素细胞激素	Nelson 综合征
促性腺激素分泌细胞瘤	促滤泡生成素/黄体生成素 α 亚单位	性腺功能减退症
甲状腺刺激激素分泌细胞瘤	甲状腺刺激激素	甲状腺功能亢进症

垂体瘤占位病变可影响局部和邻近组织,垂体瘤直径>1 cm 可因压迫鞍膈则有头痛;若向前上方发展,可压迫视神经交叉,出现视力减退、视野缺损,主要为颞侧偏盲或双颞侧上方偏盲;若向上方发展可以影响下丘脑而有尿崩症、睡眠异常、食欲亢进或减退、体位调节障碍、自主神经功能异常、性早熟、性腺功能减退、性格改变等。

【检验诊断】

(1)确定有无垂体激素分泌过多,为诊断功能性垂体瘤提供线索。测定血中垂体激素水平,生长激素、泌乳素及促肾上腺皮质激素的分泌均有明显的昼夜节律。垂体瘤时不仅激素的基础值升高,分泌节律也发生异常。由于垂体激素呈脉冲式阵发性释放,血中浓度波动较大,一次基础值测定尚不能证明问题,有人主张一日至少测 5 次。垂体肿瘤向鞍上扩展时,脑脊液(CSF)中垂体激素浓度可能升高。

(2)测定血中靶腺激素浓度及其在尿中的代谢产物的排出量,间接了解垂体功能。

(3)测定激素增加后即引起的代谢变化,如生长激素瘤时,糖耐量降低、血磷升高、尿羟脯氨酸增加。

(4)兴奋或抑制试验:泌乳素瘤患者注射促甲状腺素释放激素(TRH)后,血中泌乳素水平不能明显增加及 ACTH 瘤患者口服地塞米松后不能对垂体产生抑制,血中皮质醇不下降,尿皮质醇及 17 - OH 不减少均对功能性垂体瘤的诊断有一定的临床价值。如泌乳素瘤血中泌乳素水平和瘤体大小有关,若泌乳素水平>200 μg/ml 时,肿瘤的可能性较大,可与其他原因引起的高泌乳素血症相鉴别。本病 TRH 兴奋试验呈低钝反应,生长激素瘤测定血中GH,病情活动时血中 GH 升高。生长激素瘤患者进行服糖耐量试验时,血中生长激素水平随血糖的升高而下降。血中的无机磷升高也可作为疾病活动的参考。

(5)一般脑脊液(CSF)中垂体激素水平低于外周血,但肿瘤有鞍上扩展时,CSF 中水平超过外周血,泌乳素瘤例外,其未向鞍上扩展时,CSF 中水平已增高,然而 CSF 做激素测定并不用于诊断。

无功能性垂体瘤诊断时瘤体已较大,压迫垂体,使垂体激素及相应的靶腺激素减少引起功能减退。垂体侏儒症诊断除根据临床典型表现外,可测定生长激素,但因生长激素基础值正常儿童也很低,需做激发试验。胰岛素低血糖试验,垂体侏儒症者生长激素不升高,正常高峰值可达 10 μg/ml。

【诊断与鉴别诊断】

1. 诊断

详细病史询问和仔细的体格检查,包括神经系统、眼底、视力、视野检查,对于垂体瘤提供重要依据。此外,CT、MRI 检查对诊断垂体瘤有重要价值,各种垂体激素的测定(GH、PRL、TSH、ACTH、FSH/LH)对诊断有一定的帮助,最终诊断决定于病理检查,包括免疫细胞化学检测。

2. 鉴别诊断

本病需与垂体功能减退症、下丘脑病变、垂体缺血性坏死等疾病相鉴别。

(高云明　何浩明　张一鸣)

第九节　肥　胖　症

【概述】

肥胖症(obesity)是指体内脂肪堆积过多或分布异常,体重增加,包括遗传和环境因素在内的多种因素相互作用所引起的慢性代谢性疾病。肥胖症可以被认为是一种营养过程所造成的营养不良疾病,也可以认为是一种能量代谢紊乱的疾病,其病因和发病机制是复杂的,尚未完全澄清。但进食过多,饮食所含热量超过机体的需要,多余的营养物质以脂肪形式储存起来,使机体脂肪增多、脂肪组织增生,为肥胖症的直接起因。

【病因】

肥胖症是一组异质性疾病,病因未明,被认为是包括遗传和环境因素在内的多种因素相互作用的结果。脂肪的积累是由于摄入的能量超过消耗的能量,即多食或消耗减少,或两者兼有,均可引起肥胖。环境因素中主要是饮食和体力衰竭,坐位生活方式,体育运动少,体力活动不足使消耗减少,从而引起肥胖症。

【临床表现】

肥胖症可见于任何年龄,女性较为多见,多有进食过多或运动不足史,尚有肥胖家族史。轻度肥胖症多无症状。中度肥胖症可引起气急、关节痛、肌肉酸痛、体力活动减少及焦虑、忧郁等。临床上,肥胖症、血脂异常、脂肪肝、高血压、冠心病、糖耐量异常或糖尿病等疾病同时发生,并伴有高胰岛素血症即代谢综合征。此外,还可以伴有高尿酸血症和痛风、骨关节病、静脉血栓、生育功能受损及某些癌肿(如女性乳腺癌、子宫内膜癌,男性前列腺癌、结肠、直肠癌等)。

【检验诊断】

1. 血糖和糖耐量曲线

多数人空腹血糖正常,饭后 2 h 血糖正常或偏低,糖耐量曲线在进糖后 0.5～1 h 血糖峰值偏高,而 3～4 h 反而出现反应性低血糖;另一部分患者是空腹血糖高,糖耐量试验呈糖尿病曲线。因此,可以认为肥胖症是糖尿病的前兆。

2. 血脂

胆固醇、甘油三酯高于正常。

3. 蛋白质

一般在正常范围内。

4. 胰岛素

胰岛素水平低于高水平,在口服葡萄糖耐量试验中随血糖升高,胰岛素水平也升高,血糖降至正常,胰岛素水平也降至正常。

5. 肾上腺皮质激素水平

血皮质醇水平增高,而尿中 17 - OH,17 - KS 水平高于正常,说明患者在某种程度上肾上腺皮质功能亢进。

6. 生长激素

甲状腺激素、性腺激素:生长激素水平低下,甲状腺功能正常,性腺激素水平无显著变化。

【诊断与鉴别诊断】

1. 诊断

以体重指数(BMI)值≥24 为超重,≥28 为肥胖,男性腰围≥85 cm 和女性腰围≥80 cm 为腹型肥胖,用 CT 或 MRI 扫描腹部第 4、5 腰椎间水平面计算内脏脂肪面积时,以腹内脂肪面积≥100 cm² 作为判断腹内脂肪增多切点。

2. 鉴别诊断

主要与继发性肥胖症相鉴别,如库欣综合征、原发性甲状腺功能减退症、下丘脑性肥胖、多囊卵巢综合征等相鉴别。

(蒋　健　董一善)

第十节　生长激素缺乏性侏儒症

【概述】

生长激素缺乏性侏儒症(growch Gormme deficiency dwarfism,GHD)又称垂体性侏儒症(pituitary dwarfism),是指出生后或儿童期起病,因下丘脑-垂体-胰岛素样生长因子(IGF－I)生长轴功能障碍而导致的生长缓慢,身材矮小,但比例匀称,按病因可分为特发性和继发性两大类,按病变部位可分为垂体性和下丘脑性两种,可为单一性 GH 缺乏,也可伴有腺垂体其他激素缺乏,本病多见于男性,男女之比为 3～4∶1。

【病因】

1. 特发性生长激素缺乏性侏儒症

原因不明,可能是由于下丘脑-垂体及其 IGF 轴功能的异常,导致 GH 分泌不足所引起,1/3 患者为单纯缺 GH,2/3 患者同时伴垂体及其他激素缺乏。

2. 继发性生长激素缺乏性侏儒症

本病可继发于下丘脑-垂体肿瘤,最常见者为颅咽管瘤、神经纤维瘤、颅内感染(脑炎,脑膜炎)及肉芽肿病变、创伤、放射损伤等均可影响腺垂体下丘脑功能,引起继发性生长激素缺乏性侏儒症。

3. 原发性生长激素不敏感综合征

本综合征是由于靶细胞对 GH 不敏感而引起的一种矮小症,Lcoron 综合征是其典型代表。本病多为常染色体隐性遗传,其病因复杂多样,多数由生长激素(GH)受体(GHR)基因突变所致,少数因生长激素受体(GHR)传导障碍,IGF－I 基因突变或 IGF－I 受体异常引起。

【临床表现】

1. 躯体生长迟缓

本病患者出生时身长、体重往往正常,数月后躯体生长迟缓,但常不被发觉,多在 2~3 岁后与同龄儿童差别越见显著,但生长并不完全停止,只是生长速度极为缓慢,即 3 岁以下低于每年 7 cm,3 岁至青春期每年不超过 4~5 cm,体重一般尚匀称,成年后仍保持童年体形和外貌,皮肤较细腻,有皱纹,皮下脂肪有时可很丰富,营养状态一般良好,成年身高一般不超过 130 cm。

2. 性器官不发育或第二性征缺乏

患者在青春期,性器官不发育,第二性征缺如,男性生殖器小,与幼儿相似,睾丸细小,多伴隐睾症,无胡须。女性表现为原发性闭经,乳房不发育。单一性 GH 缺乏症可出现性器官发育与第二性征,但往往明显延迟。

3. 智力与年龄相称

智力发育一般正常,学习成绩与同龄者无差别,但年长后因身体矮小而抑郁寡欢,不合群,有自卑感。

4. 骨骼发育不全

X 线摄片可见长骨均短小,骨龄幼稚,骨化中心发育迟缓,骨骺不融合。

5. LaYon 侏儒症

患者有严重 GH 缺乏的临床表现,如身体矮小、肥胖、头相对较大、鞍鼻、前额凸出、外生殖器和睾丸细小、性发育延迟,但血浆 GH 水平不降低而是升高,而 IGF-I 胰岛素样生长因子结合蛋白-3(IGFBP3)和生长激素结合蛋白(GHPB)降低。

6. 继发性生长激素缺乏性侏儒症

鞍区肿瘤所致者可有局部受压及颅内压增高的表现,如头痛、视力减退和视野缺损等。

【检验诊断】

1. 生长激素水平低落

常<5 μg/ml 或不可测知(不易与正常人区别),在进行低血糖或垂体混合功能检查时无反应(兴奋试验为诊断垂体生长激素分泌不足可靠证据)。

2. 促性腺水平低落

在青春期此试验不易和正常人区别,ACTH、TSH 等促激素低于同年龄者,相当于儿童水平,促黄体激素释放激素(LHRH)试验、TRH 试验及垂体混合功能试验示垂体各促激素储备减少,17 - OH,17 - KS 及 T_3、T_4 在正常低水平,ACTH 试验及 TSH 兴奋试验呈延迟反应。

3. 轻度贫血

部分患者有轻度贫血,血胆固醇水平轻度升高及血磷、碱性磷酸酶(AKP)轻度降低,空腹血糖正常或偏低。

【诊断与鉴别诊断】

1. 诊断

根据身材矮小、实验室检查及 CT、MRI 检查诊断并不困难。

2. 鉴别诊断

本病需与全身疾病所致侏儒症、呆小症、Turner 综合征相鉴别。

(何浩明　张　铭)

第十一节　嗜铬细胞瘤

【概述】

嗜铬细胞瘤(pheochromocytoma)起源于肾上腺髓质,引起持续性或阵发性高血压和多个器官功能及代谢紊乱,约 10％为恶性肿瘤。本病以 20～50 岁最多见,男女发病率无明显差异。

【病因】

80％～90％的嗜铬细胞瘤位于肾上腺,且为一侧性,多为儿童和家族性患者。10％～15％的嗜铬细胞瘤位于肾上腺外,如胰腺外、胰主动脉旁,而肾门、肾上腺、肝门区下腔静脉等部位则少见,腹腔外者更少见。本病大多为良性,恶性者仅占 10％。

【临床表现】

以心血管症状为主,兼有其他系统表现。

1. 心血管系统表现

高血压为主要症状,有阵发性和持续性两型,持续性者也可有阵发性加剧。阵发性高血压为持续性表现,发作时血压骤升,收缩压往往达到 200～

300 mmHg,舒张压也明显升高,可达 130～180 mmHg,伴剧烈头痛、面色苍白、大汗淋漓、心动过速、心律失常,出现恐惧感、恶心呕吐等症状。持续性高血压是对常用降压药效果不佳,但对 α 受体阻断药、钙拮抗药有效。伴交感神经过度兴奋(多汗、心动过速)、高代谢(低热、体重降低)头痛,应该考虑患本病的可能性。本病也可发生低血压,甚至休克或出现高血压和低血压相交替的表现。这些患者可发生急性腹痛、心前区痛、高热等。大量儿茶酚胺可引起儿茶酚胺性心肌病、心肌肥厚、心脏扩大、心力衰竭、非心源性肺水肿。

2. 代谢紊乱

(1)基础代谢增高:肾上腺素可作用于中枢神经及交感神经系统控制下的代谢过程,使患者耗氧量增加。代谢亢进可引起发热,消瘦。

(2)糖代谢紊乱:肝糖原分解加速及胰岛素分泌受抑制而肝糖异生加强,可引起血糖过高,糖耐量减低。

(3)脂代谢紊乱:脂肪分解加速,血游离脂肪酸增高。

(4)电解质代谢紊乱:少数患者出现低血钾症,可能与儿茶酚胺促进 K^+ 进入细胞内及促进肾素醛固酮分泌有关;也可出现高钙血症,可能为肿瘤分泌甲状旁腺激素相关蛋白。

3. 其他临床表现

(1)消化系统:肠蠕动及张力减弱,可引起便秘,甚至肠扩张。

(2)腹部肿块:少数患者在左或右侧中上腹部可触及肿块,恶性嗜铬细胞瘤可转移至肝,从而引起肝大。

(3)泌尿系统:病程长,病重者可发生肾功能减退,膀胱内嗜铬细胞瘤患者排尿时常会引起高血压发作,可出现无痛性血尿。膀胱镜检查可做出判断。

(4)血液系统:在大量肾上腺素作用下,血容量减少,血细胞重新分布,外周血中白细胞和红细胞增多。

(5)伴发其他疾病:嗜铬细胞瘤可伴发于一些因基因种系突变而致遗传性疾病,如 2 型多发性内分泌腺瘤病(原癌基因 *RET* 突变)、Ⅰ 型多发性神经纤维瘤(抑癌基因 *NF*-Ⅰ 突变等)。

【检验诊断】

1. 血尿儿茶酚胺及其代谢产物测定

持续性高血压型尿中儿茶酚胺及其代谢产物香草基杏仁酸(VMA)增高,

常在参考值 2 倍以上,阵发性发作后才升高。持续性、阵发性发作时,高血压患者血儿茶酚胺明显高于正常,非发作时可轻度升高。阻滞性药理试验可显示出对嗜铬细胞瘤患者儿茶酚胺升高无抑制作用,如盐酸可乐定实验。口服 0~3 mg(2~3 h 后),血儿茶酚胺量无改变。

2. 药理试验

激发试验:在冷压试验了解患者血管反应性后,静脉注射胰岛血糖素 1 mg,1~13 min 后血儿茶酚胺增加了 3 倍以上或升至 2 000 pg/ml。血压高于冷压试验 2.6 kPa(20/15 mmHg)为阳性。

3. 代谢紊乱检查

50% 的患者基础代谢(BMR)增高,而血清蛋白结合碘及甲状腺[131]I 摄取率皆正常,血糖增高,尿糖阳性和糖耐量减退,血游离脂肪酸增高,血电解质紊乱仅见低血钾症。

【诊断与鉴别诊断】

1. 诊断

本病的早期诊断甚为重要,肿瘤多为良性。通过检测血、尿儿茶酚胺及其代谢产物 VMA 测定和 B 型超声、CT、MRI 扫描进行明确诊断。

2. 鉴别诊断

本病需与原发性高血压、糖尿病、低血糖症等相鉴别。

（蒋　健　张一鸣）

第十二节　肢端肥大症

【概述】

肢端肥大症(acromegaly)是指由于腺垂体持久地分泌激素过多引起的疾病。本病发生率每年约 3/100 万,男女相当,多见于 31~50 岁。起病一般缓慢,使诊断延误 5~10 年。

【病因】

病理基础为垂体前叶分泌生长激素细胞或嗜酸性细胞腺瘤。少数为嫌色细胞瘤或混合腺瘤,极少数为垂体前叶嗜酸细胞增生,发病年龄多在青春期后骨髓已融合时,以 20~50 岁发病增多。起病于青少年者形成垂体性巨人症。少数患者起病在青春期,至成人后继续发展,形成"肢端肥大性肥大症"。

【临床表现】

患者既有 GH 分泌过多,又可有促性腺激素、TSH、ACTH 分泌不足,使功能亢进与减退相混杂。患者可有软弱、乏力及缺乏活力。面部增长变阔,巨鼻大耳,下颌突出,手指足趾明显增粗、肥大,肢端肥大常见于腕部及踝部,脑椎后凸,腰椎前凸,脊柱活动受限,晚期因骨质疏松而成佝偻。患者可伴有催乳素(PRL)分泌过多,女性表现月经紊乱、溢乳、不育,男性则表现性欲减退和阳痿。另外还可以表现心血管疾病,如心脏扩大、左室功能减退等症状。

【检验诊断】

1. 生长激素测定

正常人一般<5 μg/ml,活动期肢端肥大症患者可高达 100~1 000 μg/ml,且不受高血糖所抑制,生长激素水平>15 μg /ml,葡萄糖等抑制实验后不低于 5 μg /ml 具有诊断意义。

2. 垂体促激素及靶激素测定

ACTH、TSH 水平及储备正常,PRL 水平正常或升高,可能与肿瘤压迫外周组织有关。促性腺激素早期有所下降,半数患者基础代谢率(BMR)升高,但 T_3、T_4 正常,血皮质醇、尿 17 - OH,17 - KS 水平正常。疾病晚期可见各种激素及相应靶激素水平低落。

3. 钙、磷代谢

16%患者有高血钙,持续高血钙者应怀疑同时有甲旁亢,活动性患者常有尿钙增加,20%有高血磷,AKP 一般正常,部分患者可增高。

4. 糖代谢

肢端肥大症患者约 1/3 至半数可有糖耐量曲线异常,1/4 患者可出现显性糖尿病。

【诊断与鉴别诊断】

1. 诊断

诊断主要根据身高、典型面孔、肢端肥大、内脏增大、内分泌代谢异常和影像学检查异常,一般诊断并不十分困难。

2. 鉴别诊断

本病需与垂体瘤、甲状腺功能亢进症、糖尿病、高磷血症等疾病鉴别。

（蒋　健　高云明　徐　宁）

第十三节　原发性醛固酮增多症

【概述】

原发性醛固酮增多症（primary aldosteronism），简称原醛症，是指由于肾上腺皮质病变致醛固酮分泌增多所致。属于不依赖肾素-血管紧张素的盐皮质激素过多症。此症患病率占高血压患者 0.4%～2.0%。

【病因】

由于肾上腺皮质肿瘤增生导致醛固酮分泌增多（醛固酮的生理作用为潴钠排钾）导致水钠潴留、体液容量扩张、低血钾症。

【临床表现】

原醛症的发展可分为以下阶段：① 早期：仅有高血压，无低血钾症状。醛固酮分泌增多及肾素系统受抑制，导致血浆醛固酮/肾素比值上升；② 高血压-轻度钾缺乏期：血钾轻度下降或呈间歇性低血钾或在某种诱因下（如用利尿药）出现低血钾；③ 高血压-严重钾缺乏期。

主要临床表现如下：

1. 高血压

高血压为最早出现的症状，随着病情的进展，血压渐高，对常用降血压药效果不及一般原发性高血压，部分患者可呈难治性高血压，出现心血管病变、脑卒中。

2. 神经肌肉功能障碍

（1）肌无力及周期性瘫痪：血钾愈低，肌肉受累危重，常见诱因为劳累或服用氢氯噻嗪、呋塞米等促进排钾的利尿药。麻痹多累及下肢，严重时累及四肢，甚至出现呼吸、吞咽困难。

（2）肢端麻木、手足抽搐。在低钾严重时，由于神经肌肉应激性降低，手足抽搐可较轻或不出现，而在补钾后，手足抽搐变得明显。

3. 肾脏表现

(1) 慢性失钾导致肾小管上皮细胞呈空泡变性、浓缩功能减退,伴多尿,尤其夜尿多,继发口渴,多饮;

(2) 常易并发尿路感染;

(3) 尿蛋白增多,少数发生肾功能减退。

4. 心脏表现

(1) 心电图呈低血钾图形:Q-T 间期正常,T 波增宽、降低或倒置比较明显。T、U 波相连成驼峰状。

(2) 心律失常:较常见者为阵发性室上性心动过速,最严重时可发生心室颤动。

5. 其他表现

儿童患者有生长发育障碍,与长期缺钾等代谢紊乱有关。缺钾时胰岛素释放减少,作用减弱,可出现糖耐量减低。

【检验诊断】

1. 低血钾

一般在 2～3 mmol/L,低血钾往往呈持续性,也可为间歇性,早期患者血钾正常。

2. 高血钠

血钠一般在正常高限或略高于正常。

3. 碱血症

血 pH 和 CO_2-CP 为正常高限或略高于正常。

4. 尿钾高

在低血钾的条件下(<3.5 mmol/L)尿钾仍在 25 mmol/24 h 以上。

5. 尿液检查

尿 pH 为中性或偏碱性,尿密度较为固定而减低,往往在1.010～1.018 之间,少数患者呈低渗尿,部分患者有蛋白尿,少数有肾功改变。

6. 肾素-血管紧张素-醛固酮系统检查

原发性醛固酮增多症患者尿醛固酮排出量、血浆醛固酮和醛固酮分泌率显著高于参考值。

7. 螺内脂试验

螺内脂为醛固酮的拮抗剂,每日 320～400 mg(分 4 次服用),1～2 周后可使电解质紊乱纠正,血压有所下降。

8. 低钠、高钠试验

每日限钠摄入<20 mmol/L。本病患者数日内尿钠下降、低血钾、高血压减轻;而肾病患者可出现失钠、脱水、低血钾,高血压不能得到纠正,可资鉴别。高钠试验适用于病情轻、低血钾而疑有本病的患者,每日摄钠 240 mmol/L,试验后低血钾更为明显。

为了明确本病是肾上腺皮质腺瘤抑或增生,以及对腺上瘤定位,可在上午直立位前后对血醛固酮浓度变化进行观察,血去氧皮质酮、皮质醇及 18 -羟皮质酮测定,放射性碘化胆固醇,肾上腺扫描或照相、B 超、肾上腺 CT 扫描、MRI 肾上腺静脉导管术采集两侧肾上腺静脉血测定醛固酮/皮质醇比值和进行地塞米松抑制试验等。

【诊断与鉴别诊断】

1. 诊断

对于本病的诊断主要根据临床症状、高血压、低血钾等,结合实验室醛固酮检测及血浆肾素活性、血管紧张素Ⅱ降低等,本病诊断并不十分困难。

2. 鉴别诊断

本病需与下列疾病相鉴别:

(1)非醛固酮所致盐皮质激素过多综合征:患者呈高血压,低钾性碱中毒,肾素-血管紧张素系统受抑制,但血、尿醛固酮不高,反而降低。按病因可再分为两组:变性盐皮质激素过多综合征,17 -羟化酶缺陷,11β 羟氧化酶缺陷。

(2)Liddle 综合征:此为一常染色体显性遗传疾病。患者呈高血压,肾素受抑制,但醛固酮低,并常伴低血钾,用螺内脂无效,表明病因非盐皮质激素过多。

3. 伴高血压、低血钾的继发性醛固酮增多症

肾素活性过高所致继发性醛固酮增多症可伴高血压、低血钾,需与原醛症鉴别。肾素过多症又可分为原发性或继发性。原发性者由分泌肾素肿瘤所引起,继发性者因肾缺血所致。

（徐　宁　何浩明　高云明）

第十四节　低　血　糖　症

【概述】

低血糖症(hypoglycemia)是指一组多种原因引起的以血浆葡萄糖(简称血糖)浓度过低,临床上以交感神经兴奋和脑细胞缺糖为主要特点的综合征。一般以血糖浓度<2.8 mmol/L(50 mg/dl)作为低血糖的标准。

【病因】

低血糖一般可分为器质性和反应性两类,其病因如下:

1. 器质性低血糖

(1)胰岛素分泌过多,如胰岛 B 细胞瘤或癌,胰外肿瘤尤其是腹腔内巨大肿瘤包括肉瘤、纤维肉瘤,瘤内含有胰岛素样多肽物质可引起低血糖。

(2)对抗胰岛素的内分泌激素缺乏,如垂体前叶或肾上腺皮质功能减退时出现。

(3)血糖来源不足:严重的肝脏疾病,肝糖原的分解及合成障碍,血糖调节失常而致低血糖,见于肝硬化、肝萎缩及重症肝炎等,长期进食不足或过度消耗、慢性吸收不良综合征等。

(4)先天性酶的缺陷所致的低血糖,如半乳糖血症、果糖血症、糖原累积病(Ⅰ、Ⅱ、Ⅲ型)。

(5)医源性及其他:如胰岛素用量过大、长期应用磺脲类、水杨酸、对氨基水杨酸(PAS)等药物及儿童特发性胰岛增生等。

2. 反应性低血糖

发生在摄取食物后血糖下降而出现症状,见于神经功能不稳定的患者,迷走神经过度兴奋、胃大部切除或胃肠吻合手术后,大量摄取的食物迅速进入空腹而被吸收入血,引起一过性高血糖,诱发大量的胰岛素分泌,随之出现低血糖症状。

【临床表现】

低血糖呈发作性,时间及频率随病因不同而异,临床表现归纳在两个方面:

1. 自主(交感)神经过度兴奋表现

低血糖发作时交感神经和肾上腺髓质释放肾上腺素、去甲肾上腺素和一些肽素物质,表现为出汗、颤抖、心悸、紧张、焦虑、饥饿、流汗、软弱无力、面色苍白、心率加快、四肢冰凉、收缩压轻度升高等。

2. 脑功能障碍的表现

低血糖时中枢神经的表现可轻可重。初期表现为精神不集中,思维和语言迟钝、头晕、嗜睡、视物不清、意志不稳,可有幻觉、躁动、易怒等精神症状。

低血糖时临床表现的严重程度取决于:

(1) 低血糖的程度;

(2) 低血糖发生的速度及持续的时间;

(3) 机体对低血糖的反应性;

(4) 年龄等。

患者可因年老体弱、意识能力差,常无低血糖症状;慢性肾上腺皮质功能减退者、营养不良、感染、败血症等均可导致低血糖症,应格外引起注意。

【检验诊断】

1. 血糖测定

患者可出现严重的低血糖,一般以<2.8 mmol/L (<50 mg/dl)。

2. 胰岛素和 C 肽测定

可以鉴别外源性胰岛素应用过多,C 肽的测定有助于诊断。

3. 血浆胰岛素原和 C 肽测定

血糖<3.0 mmol/L ,C 肽>300 pmol/L,胰岛素原>20 pmol/L,应考虑胰岛素瘤。胰岛素瘤患者血浆胰岛素原比总胰岛素值应大于 20%,可达 30%～90%,证明胰岛素瘤可分泌较多的胰岛素原。

【诊断与鉴别诊断】

1. 诊断

伴有低血糖症状,发作时血糖<2.8 mmol/L,供糖后低血糖症状迅速缓解。

2. 鉴别诊断

低血糖症的表现并非特异,表现以交感神经兴奋症状为主的易于识别,以脑缺糖为主表现者,可误诊为精神病、神经病患者(癫痫、短暂性脑缺血等)或脑血管意外等。

(蒋　健　张一鸣)

第十五节　库欣综合征

【概述】

库欣综合征为各种病因造成的肾上腺分泌过多的糖皮质激素(主要是皮质醇)所致病症的总称。其中最多见者为垂体促肾上腺皮质激素(ACTH)分泌亢进所引起的临床类型,称为库欣病(Cushing disease,Cushing 病)。

【病因】

库欣综合征的病因分类如下:

1. 依赖 ACTH 的库欣综合征

包括:① 库欣病,指垂体 ACTH 分泌过多,伴肾上腺皮质增生。垂体多有微腺瘤,少数为大腺瘤,也有未能发现肿瘤者。② 异位 ACTH 综合征,系垂体以外肿瘤分泌大量 ACTH,伴肾上腺皮质增生。

2. 不依赖 ACTH 的库欣综合征

包括:① 肾上腺皮质腺瘤。② 肾上腺皮质癌。③ 不依赖 ACTH 的双侧肾上腺小结节性增生,可伴或不伴库欣综合征。④ 不依赖 ACTH 的双侧肾上腺大结节性增生。

【临床表现】

(1) 向心性肥胖,满月脸,多血质;面圆而呈暗红色。胸、腹、颈、背部脂肪甚厚。至于病后期,因肌肉消耗,四肢显得相对瘦小。多血质与皮肤甚薄,微血管易透见,有时与红细胞数、血红蛋白增多有关(皮质醇刺激骨髓)。

(2) 全身及神经系统:肌无力,下蹲后起立困难。常有不同程度的精神、情绪变化。如情绪不稳定、烦躁、失眠,严重者精神变态。

(3) 皮肤表现:皮肤薄、微血管脆性增加,轻微损伤即可引起瘀斑。下肢两侧,大腿外侧等处出现紫纹(紫红色条纹,由于肥胖、皮肤薄,蛋白分解亢进,皮肤弹性纤维断裂所致),手脚、趾(指)甲、肛周出现真菌感染。

（4）心血管表现：高血压常见，与肾素-血管紧张素系统激活、对血管活性物质加压反应增强、血管舒张系统受抑制及皮质醇可作用于盐皮质激素、受体等因素有关。同时，常伴有动脉硬化和肾小球动脉硬化。长期高血压可并发左心室肥大、心力衰竭和脑血管意外，由于造血功能异常、脂代谢紊乱，易发生动静脉血栓，使心血管并发症发生率增加。

（5）对感染抵抗力减弱：长期皮质醇分泌过多，使受体功能减弱，肺部感染多见，化脓性细菌感染不容易局限化，可发展为蜂窝织炎、菌血症、感染中毒症，患者感染后，炎症反应往往不显著，发热不高，易漏诊而造成严重后果。

（6）性功能障碍：女性患者由于肾上腺雄激素，产生过多以及皮质醇对垂体促性腺激素的抑制作用，大多出现月经减少、不规则或绝经、男性化、长须、喉结增大、阴蒂肥大。男性性欲减退、阴茎短小、睾丸变软，此与大量皮质醇抑制垂体促性腺激素有关。

（7）代谢障碍：大量皮质醇促进肝糖原异常，并有拮抗胰岛素的作用。减少外周组织对葡萄糖的作用，肝葡萄糖输出增加，引起糖耐量降低。部分患者出现类固醇性糖尿病。明显的低血钾性碱中毒主要见于肾上腺皮质癌和异位ACTH综合征。低血钾患者乏力加重，引起肾浓缩功能障碍，部分患者因潴钠而有水肿，病程较久者可出现骨质疏松，脊椎可发生浓缩畸形，身材变矮，有时呈佝偻，骨折，儿童生长发育受抑制。

【检验诊断】

（1）血常规检测：RBC、Hb 增多。

（2）血皮质醇测定：升高显著。

（3）血高半胱氨酸（HCY）上升，细胞因子白细胞介素 2（IL-2）降低、白细胞介素 32（IL-32）升高。

（4）外周血 T 细胞、B 细胞比例紊乱。

（5）血脂检测：胆固醇（CH）水平升高，低密度脂蛋白（LDL）降低。

（6）血清 ACTH 水平升高显著。

（7）血、尿 K^+ 含量降低，尿 17-OH，17-KS 水平中等升高。

【诊断与鉴别诊断】

1. 诊断

有典型症状体征者，从外观就可以做出诊断，不典型病例可根据血皮质醇水平升高,血 ACTH 水平检测,必要时可作 CT、X 线或 MRI 检查作出明确诊断。

2. 鉴别诊断

(1) 肥胖症患者可有高血压,糖耐量减低,月经少或闭经,腹部有条纹(大多数为白色,有时可为淡红色,但较细),尿游离皮质醇不高,血皮质醇昼夜水平保持正常。

(2) 酗酒并有肝损伤者可出现假性库欣综合征,包括临床症状及血、尿皮质醇分泌增高,不能被小剂量地塞米松抑制,在戒酒 1 周后生化异常即消失。

(3) 抑郁症患者尿游离皮质醇、17 - OH,17 - KS 可增高,也不能被地塞米松正常地抑制,但无库欣综合征的临床表现。

(董一善　崔文贤)

第十六节　多囊卵巢综合征

【概述】

多囊卵巢综合征(polycystic ovaricm syndrome,PCOS)是一种生殖功能障碍与糖代谢异常并存的内分泌紊乱综合征。持续性无排卵,雄激素过多和胰岛素抵抗是其重要特征,是生育期妇女月经紊乱最常见的原因,其病因至今尚未阐明。

【病因】

内分泌的特征是:

(1) 雄激素过多;

(2) 雌酮过多;

(3) 黄体生成激素/促卵泡激素(LH/FSH)比值增大;

(4) 胰岛素过多。

这些激素的变化机制是:

(1) 下丘脑-垂体-卵巢轴调节功能异常:由于垂体对促性腺激素释放激素(GNRH)敏感性增加,分泌过量 LH,刺激卵巢间质,卵泡膜细胞产生过量的雄激素。卵巢内高雄激素抑制卵泡成熟,不能形成优势卵泡,但卵巢中的小卵泡仍能分泌相当于早卵泡期水平的雌二醇(E_2),加之雄烯二酮和一定水平雌二醇作用下丘脑及垂体,对 LH 分泌呈正反馈,使 LH 分泌幅度及频率增加,呈持续高水平,无周期性,不形成月经周期 LH 峰,故无排卵发生。对 FSH 分泌呈负反馈,使 FSH 水平相对降低,LH/FSH 比例增大。LH 水平升高又促进卵巢分泌雄激素,形成雄激素过多、持续无排卵的恶性循环。低水平 FSH 持续刺激,使卵巢内小卵泡发育至一定时期,但无优势卵泡形成,导致卵巢多囊改变,多数小卵泡形成且无排卵。

(2)胰岛素抵抗和高胰岛素血症:胰岛素促进器官、组织和细胞吸收,利用葡萄糖的效能下降时,称为胰岛素抵抗。约 50% 患者存在不同程度的胰岛素抵抗及代偿性高胰岛素血症。过量胰岛素作用于垂体的胰岛素受体,可增强 LH 释放并促进卵巢和肾上腺分泌雄激素,抑制肝肽性激素结合球蛋白合成,使游离睾酮增加。

(3)肾上腺内分泌功能异常:约 50% 患者存在脱氢表雄酮(DHEA)及脱氢表雄酮硫酸盐(DHEAS)升高,可能与肾上腺皮质网状带 P450C17α 酶活性增加,肾上腺细胞对促肾上腺皮质激素(ACTH)敏感性增加和功能亢进有关。脱氢表雄酮硫酸盐升高提示过多的雄激素来自肾上腺。

【临床表现】

PCOS 多起病于青春期,常见症状有以下:

(1)月经失调:为最主要症状。多表现为月经稀发或闭经。闭经前常有经量过多或月经稀发。

(2)不孕:生育期妇女因排卵障碍导致不孕。

(3)多毛,痤疮:是高雄激素血症最常见表现。出现不同程度多毛。以性毛为主,阴毛浓密且呈男性型倾向,延及肛周,腹股沟或腹中线,也有上唇细须或乳晕周围有长毛出现等。油脂性皮肤及痤疮常见,与体内雄激素积聚皮脂腺分泌旺盛有关。

(4)肥胖:50% 以上患者肥胖(体重指数≥25),且常呈腹部肥胖型(腰围/臀围≥0.80)。肥胖与胰岛素抵抗,雄激素过多,游离睾酮比例增加及与瘦素抵抗有关。

(5)黑棘皮症:阴唇、颈背部、腋下、乳房下和腹股沟等处皮肤褶皱部位出现灰褐色色素沉着,呈对称性,皮肤增厚,质地柔软。

【检验诊断】

1. 基础体温测定

表现为单向型基础体温曲线。

2. B 超检查

见卵巢增大,包膜回声增强,轮廓较光滑,间质增生回声增强;一侧或两侧卵巢各有 10 个以上直径 2~9 mm 无回声区,围绕卵巢边缘,呈车轮状排列,称为项链征,连续监测未见主导卵泡发育及排卵迹象。

3. 诊断性刮宫

应选在月经前数日或月经来潮 6 h 内进行,刮出的子宫内膜呈不同程度增值改变,无分泌期变化。

4. 腹腔镜检查

见卵巢增大,包膜增厚,表面光滑,呈灰白色,有新生血管。包膜下显露多个卵泡,无排卵征象,无排卵孔,无血体,无黄体。镜下取卵巢活组织检查可确诊。

5. 内分泌测定

(1) 检测血清雄激素睾酮水平通常不超过正常范围上限 2 倍,脱氢表雄酮、硫酸脱氢表雄酮正常或轻度升高。

(2) 检测血清 FSH、LH:血清 FSH 偏低,LH 升高,LH/FSH 比值≥2~3。无排卵前 LH 峰值出现。肥胖患者由于瘦素等因素对中枢 LH 的抑制作用,LH/FSH 比值也可在正常范围。

(3) 检测血清雌激素:雌酮 E_1 升高,雌二醇 E_2 正常或轻度升高,并恒定于早期卵泡水平,$E_1/E_2 > 1$,高于正常周期。

(4) 检测尿 17-酮类固醇:正常或轻度升高。正常时提示雄激素来源于卵巢,升高时提示肾上腺功能亢进。

(5) 检测血清催乳激素(PRL):部分患者血清 PRL 轻度升高。

(6) 其他:腹部肥胖型患者,应检测空腹血糖及口服葡萄糖耐量试验(OGTT),还应检测空腹胰岛素(正常<20 mU/L)及葡萄糖负荷后血清胰岛素(正常<150 mU/L),肥胖型患者可有甘油三酯增高。

(7) 其他指标测定:另外,血清瘦素水平升高,IL-6、IL-8、IL-10 水平升高,提示患者存在细胞因子调节紊乱。

【诊断与鉴别诊断】

1. 诊断

根据临床表现和辅助检查不难诊断,目前采用的标准是:

(1) 常发排卵或无排卵;

(2) 高雄激素的临床表现或高雄激素血症;

(3) 卵巢多囊改变:超声检查提示一侧或双侧卵巢直径 2~9 mm 的卵泡≥12 个或卵巢体积≥10 ml;

(4) 三项中符合两项并排除其他高雄激素病因:先天性肾上腺皮质增生、库欣综合征、分泌雄激素的肿瘤;血 LH 增高、LH/FSH 比值增高非肥胖型多囊卵巢综合征特征;对肥胖型多囊卵巢综合征,应检查有无胰岛素抵抗、糖耐量异常和异常的脂质血症。

2. 鉴别诊断

(1) 卵泡膜细胞增殖征,临床表现及内分泌检查与多囊卵巢综合征(PCOS)相似但更严重,血睾酮高值,血硫酸脱氢表雄酮正常,LH/FSH 比值可正常,镜下见卵巢皮质黄素化的卵泡膜细胞群,皮质下无类似多囊卵巢综合征(PCOS)的多个小卵泡。

(2) 肾上腺皮质增生或肿瘤:血清硫酸脱氢表雄酮值超过正常范围上限 2 倍时,应与肾上腺皮质增生或肿瘤相鉴别。肾上腺皮质增生患者血 17α 羟孕酮明显增高。ACTH 兴奋试验亢进,地塞米松抑制试验抑制率≤0.70。肾上腺皮质肿瘤患者对上述几项试验均无明显反应。

(3) 卵巢分泌雄激素肿瘤:卵巢睾丸母细胞瘤、卵巢红细胞瘤等均可产生大量雄激素,多为单侧、实性肿瘤。B 超,CT 或 MRI 检查可协助定性。

(4) 其他:PRL 水平增高,应排除垂体催乳素腺瘤。

（蒋　健　刘忠伦　何浩明）

第十七节　围绝经期综合征

【概述】

围绝经期又称更年期,包括绝经前期,绝经期和绝经后期。此期是妇女从生育期转入老年期的过渡阶段。这一时期,由于卵巢功能逐渐衰退,常伴有性激素分泌减少及自主神经功能紊乱的症状,临床上将这一系列症状称为围绝经期综合征,也称更年期综合征。

【病因】

主要为卵巢功能衰退,体内雌激素水平降低和机体老化,两者交织在一起。

1. 雌激素

卵巢功能衰退的最早征象是卵泡对 FSH 敏感性降低,FSH 水平升高。绝经早期雌激素波动很大,甚至高于正常卵泡期水平,系因 FSH 升高对卵泡过度刺激引起雌二醇过多分泌导致。整个绝经过渡期雌激素水平并非逐渐下降,只是在卵泡停止生长发育时,雌激素水平才急剧下降。

2. 孕酮

绝经过渡期卵巢尚有排卵功能,仍有孕酮分泌,但因卵泡期延长,黄体功能不良,导致孕酮分泌减少。绝经后无孕酮分泌。

3. 雄激素

绝经后雄激素来源于卵巢间质细胞及肾上腺,总体雄激素水平下降,其中雄烯二酮主要来源于肾上腺,量约为绝经前一半。

4. 促性腺激素

绝经过渡期的 FSH 水平升高,呈波动型,LH 仍在正常范围。FSH/LH 仍<1。绝经后雌激素水平降低,诱发下丘脑释放促性腺激素释放激素的增加,刺激垂体释放 FSH 和 LH 增加,其中 FSH 升高较 LH 更显著,FSH/LH >1。

5. 促性腺激素释放激素

绝经后 GnRH 分泌增加,并与 LH 相平衡。

6. 抑制素

绝经后妇女血抑制素水平下降,较雌二醇下降早且明显,可能成为反映卵巢功能衰退更敏感指标。

【临床表现】

1. 近期症状

(1)月经紊乱月经紊乱是围绝经期的常见症状,由于无排卵,表现为月经周期不规则,经期持续时间长及经量增多或减少,此期症状的出现取决于卵巢功能状态的波动变化。

(2)血管舒张症状主要表现为潮热,是雌激素降低的特征性症状。其特点是反复出现短暂的面部和颈部及胸部皮肤阵阵发红,伴有烘热,继之出汗,一般持续 1~3 min,症状轻者每日发作数次,严重者十余次或更多,夜间及应激状态易促发。该症状可持续 1~2 年,有时可达 5 年或更长。潮热发作严重影响妇女的工作,生活和睡眠,是绝经妇女需要性激素治疗的主要因素。

(3)自主神经失调症状常出现,如心悸、眩晕、头痛、失眠、耳鸣等自主神经失调症状。

(4)围绝经期妇女往往感觉注意力不集中,并且情绪波动大,表现为易激动易怒,焦虑不安或情绪低落、抑郁,不能自我控制等情绪症状,记忆力减退也较常见。

2. 远期症状

(1)泌尿系统症状主要表现为泌尿生殖道萎缩症状。出现阴道干燥、性交困难及反复阴道感染、排尿困难、尿痛、尿急等反复发生的尿路感染。

(2)绝经后骨质疏松症,常见于 50~70 岁的女性,其特征为骨量快速丢失(以松质骨的骨量丢失更明显),骨细微结构破坏,骨质脆性增加及骨质危险频度增加的一种全身性骨骼系统疾病,是由于机体生理性衰退和激素调节失常所致。女性绝经后早期,由于卵巢功能衰退,使雌激素水平下降,破骨细胞活性增加,骨吸收明显强于骨形成过程,呈高转换型骨代谢,使骨量丢失加速,最终导致骨质疏松症。人白细胞介素-6(IL-6)是一种多功能的细胞因子,由 T 细胞、B 细胞、单核-巨噬细胞、纤维母细胞及某些肿瘤细胞、基质细胞和成骨细胞激活后分泌,在体内能发挥多种生物学活性,对骨细胞吸收有独特的作用。有研究显示,IL-6 不仅能直接刺激骨吸收,并能加强其他细胞因子的作用,刺激骨髓的多核细胞呈破骨细胞表现型。在骨重建的过程中,成骨细胞起着非常重要的作用,IL-6 可以通过多种途径对成骨细胞的增殖分化和凋亡起调节作用。山东省立医院吕宽等对 32 例绝经后骨质疏松症患者,采用放射免疫分析测定血清 IL-6、BGP(骨钙素)、IGF-1(胰岛素样生长因子-1)水平。结果显示,绝经后妇女血清 IL-6 水平高于绝经前妇女,骨质疏松症组又高于非骨质疏松症组。IL - 6 与骨密度、E_2 呈负相关关系(r 分别为 -0.587、-0.438，$P<0.05$)，与骨钙素(BGP)呈正相关关系($r=0.545$，$P<0.05$)。绝经后 IGF - I 含量下降，骨质疏松组含量最低。绝经后骨质疏松组与绝经前健康组比较有明显的统计学差异($P<0.05$)。IGF - I 与骨密度(BMD)呈显著正相关，表明 IGF - I 是维持骨量的一个强有力的因素。结果还表明 IGF - I 与 E_2 呈正相关，提示 E_2 可促进 IGF - I 的分泌，同时也说明妇女体内一定水平的雌激素含量有助于维持 IGF - I 的水平和骨质含量，可防止绝经后骨质疏松症的发生。

(3) 阿尔茨海默病是老年性痴呆的主要类型。绝经后的妇女比老年男性患病率高，可能与绝经后内源性雌激素水平降低有关。

(4) 心血管病变绝经后妇女动脉硬化，冠心病较绝经前明显增加。可能与雌激素低下和雄激素活性增强有关。

【检验诊断】

(1) 尿雌激素测定：围绝经期妇女尿中雌激素排泄明显减少。其中以雌二醇和雌酮的减少最为显著。

(2) 尿雌三醇测定：绝经期明显减少。

(3) 血液检验血促卵泡素和黄体生成素测定，绝经期 FSH 和 LH 可升高。

(4) 血脂测定绝经妇女血中脂肪含量明显升高。

(5) 糖耐量试验绝经后糖耐量减低。

(6) 阴道脱落细胞检查显示，由于雌激素在绝经期明显减少，故阴道脱落细胞中表层细胞大幅度降低。

(7) 氯米芬兴奋试验月经第 5 天起口服氯米芬，50 mg/d，共 5 天，停药第 1 天测血清 FSH$>$12U/L，提示卵巢储备功能降低。

(8) 血清 FSH 值及 E_2 值测定：应检查血清 FSH 值及 E_2 值了解卵巢功能。绝经过渡期血清 FSH$>$10U/L，提示卵巢储备功能下降。闭经，FSH$>$40U/L 且 $E_2<10\sim20$ pg/ml，提示卵巢功能衰竭。

(9) 血清 IL - 1、IL - 6、TNF - α 测定：范宏斌等采用 IL - 6、TNF - α 单克隆抗体观察其在老年性骨质疏松症患者腰椎中的表达，结果表明，IL - 6、TNF - α 在老年性骨质疏松症患者的骨组织中表达增多，直接证实了 IL - 6、TNF - α 参与原发性骨质疏松症的发病过程(中华老年医学杂志，2001，8(4)：

259）。研究表明,成骨细胞产生的 IL-6 是以自分泌、旁分泌方式调节破骨细胞形成的功能,同时进一步调节 IL-6 基因的表达。妇女绝经后 E_2 水平下降,对 IL-6 的监控失调,IL-6 水平增高,活性增强,进而通过 IL-6 刺激破骨细胞前体细胞的形成和分泌,激发破骨细胞的活性,促进骨吸收,最后导致骨质疏松。

（10）转化生长因子（TGF-β_1）测定：TGF-β_1 是骨中含量最高的一种生长因子。它一方面刺激成骨细胞增加骨的增殖与分化;另一方面促进破骨细胞凋亡,减少骨吸收。白细胞介素-1（IL-1）和肿瘤坏死因子（TNF）是目前最强的骨吸收刺激因子,主要由单核-巨噬细胞产生,有许多重叠的生物学作用,抑制成骨细胞的骨形成作用。TNF-α 可由骨原细胞产生,又可以由其他因子诱导产生,其功能为促进破骨细胞生成具有加速骨吸收的作用。

（11）胰岛素样生长因子-1（IGF-I）：IGF-I 是一种含有 70 个氨基酸残基与胰岛素有相似结构的多肽,是骨骼中含量最丰富的生长因子之一,对骨代谢有重要的调节作用,可以促进包括成骨细胞在内的多种细胞的有丝分裂,而且破骨细胞的增殖和分化也需要 IGF-1 的参与。雌激素能调节血清中 IGF-1 水平,绝经后妇女由于雌激素水平明显下降,卵巢分泌的 IGF-1 也会明显减低。

【诊断与鉴别诊断】

1. 诊断

根据病史和临床表现不难诊断。需注意除外相关症状的器质性病变、甲状腺疾病及精神疾病,卵巢功能评价等实验室检查有助于诊断。

（1）血清 FSH 值及 E_2 值测定：应检查血清 FSH 值及 E_2 值了解卵巢功能。绝经过渡期血清 FSH>10 u/L,提示卵巢储备功能下降。闭经：FSH>40 u/L,E_2<10～20 pg/ml,提示卵巢功能衰竭。

（2）氯米芬试验：月经第 5 天起口服氯米芬,每日 50 mg,共 5 天。停药第 1 天测血清 FSH>12u/L,提示卵巢储备功能降低。

2. 鉴别诊断

本病需与肥胖症、月经不调及不孕症等疾病进行鉴别诊断。

（徐　宁　张一鸣）

第十八节　高尿酸血症与痛风

【概述】

高尿酸血症(hyperuricemia)与痛风(gout)是嘌呤代谢障碍引起的代谢性疾病。但痛风发病有明显的异质性,除高尿酸血症外还可表现急性关节炎、痛风、慢性关节炎、关节畸形、慢性间质性肾炎和尿酸性尿路结石。高尿酸血症患者只有出现上述临床表现时,才称之为痛风。临床上分为原发性和继发性两大类,前者多由先天性嘌呤代谢异常所致,常与肥胖、糖脂代谢紊乱、高血压、动脉粥样硬化和冠心病等聚集发生。后者则由某些系统性疾病或药物所引起。

【病因】

病因和发病机制不清。民族、饮食习惯的影响,高尿酸血症与痛风发病率差异较大。2004年,山东沿海地区流行病调查显示高尿酸血症的发病率为23.14%,痛风为2.84%。

尿酸作为嘌呤的代谢产物,主要由细胞代谢分解核酸和其他嘌呤类化合物及食物中的嘌呤经酶作用分解而来。人体中尿酸80%来源于内源性嘌呤代谢,而来源于富含嘌呤或核酸蛋白食物仅占20%,引起尿酸增高之原因以下这些:

(1)尿酸排泄减少:尿酸排泄障碍是引起高尿酸血症的重要因素,包括肾小球过滤少,肾小管重吸收增多,肾小管分泌减少及尿酸盐结晶沉积。80%～90%的高尿酸血症具有尿酸排泄障碍,且以肾小管分泌减少最为重要。

(2)尿酸生成增多,主要由酶缺陷所致,主要缺陷酶有磷酸糖焦磷酸合成酶、磷酸核糖焦磷酸基转移酶、次黄嘌呤-鸟嘌呤磷酸核糖转移酶、黄嘌呤氢化酶。前3种酶缺陷证实可引起痛风,且为X伴性连续遗传。原发性高尿酸血症常有肥胖、糖尿病、动脉粥样硬化、冠心病和高血压等,认为与胰岛素抵抗有关。痛风发生的确切原因不明,当尿酸浓度过高和在酸性环境下,尿酸可析出结晶,沉积在骨关节、肾脏和皮下等组织,造成组织病理改变,导致痛风性关节炎、痛风肾和痛风石等。

【临床表现】

临床多见于 40 岁以上男性,女性多在更年期后发病,常有家族遗传史。

1. 无症状期

仅有波动性或持续性高尿酸血症,从血尿酸增高至症状出现的时间可长达数年至数十年,有些可终身不出现症状,但随年龄增长痛风的患病率增加,并与高尿酸血症的水平和持续时间有关。

2. 急性关节炎期

有以下特点:

(1)多在午夜或清晨突然发病,多呈剧痛,数小时内出现受累关节的红、肿、热、痛的功能障碍,单侧踇趾及第一跖趾关节最常见,其余依次为踝、膝、腕、指,肘。

(2)秋水仙碱治疗后,关节炎症状可以迅速缓解。

(3)发热。

(4)初次发作常呈自限性,数日内自行缓解,此时受累关节局部皮肤出现脱屑和瘙痒,为本病的特有的表现。

(5)可伴高尿酸血症,但部分患者急性发作时尿酸水平正常。

(6)关节腔滑囊液偏振光显微镜检查可见双折光的针形尿酸盐结晶是确诊本病的依据。受寒、劳累、饮酒、高蛋白高嘌呤饮食及外伤手术、感染等均为常见的发病原因。

3. 痛风石及慢性关节炎期

痛风石是痛风特征性临床表现,常见于耳轮、跖趾、指间和掌指关节,常为多关节受累,且多见于关节远端,表现为关节肿胀、僵硬、畸形及周围组织的纤维化和变性,严重时患处皮肤发亮、菲薄、破溃则有豆渣样的白色物质排出,形成瘘管时周围组织呈慢性肉芽肿,虽不易愈合但很少感染。

4. 肾脏病变

主要表现为两方面:

(1)痛风性肾病:起病隐匿,早期仅有间歇性蛋白尿,随肾浓缩功能受损时有夜尿增多,可发生肾功能不全,表现水肿、高血压、高尿素氮和肌酐增高,少数患者可发生急性肾衰竭,出现少尿和无尿,24 h 尿酸排出量增多。

(2)尿酸性肾石病:10%～25%的痛风患者有尿酸结石,呈泥沙样,常无症状。结石较大可发生胃绞痛、血尿,当结石引起梗阻时可导致肾积水、肾盂肾炎、肾积脓或肾周围炎,感染可加速结石的增长和肾实质损害。

【检验诊断】

(1) 血尿酸测定:正常男性 150～380 μmol/L(2.5～6.4 mg/dl),女性为 100～300 μmol/L(1.6～5.0 mg/dl),更年期接近男性,血尿酸存在较大的波动,应反复监测。

(2) 尿尿酸测定:限制嘌呤饮食 5 天后,每日尿酸排出量超过 3.57 mmol/L (600 mg),可认为尿酸生成增多。

(3) 滑囊液或痛风石内容物检查:偏振光显微镜下可见针形尿酸盐结晶。

(4) X 线检查:急性关节炎期可见非特征性软组织肿胀;慢性期或反复发作后可见软骨缘破坏、关节面不规则,特征性改变为穿凿样,虫蚀样圆形或弧形的骨质透亮缺陷。

(5) CT 或 MRI 检查:CT 扫描受累部位可见不均匀的斑点高密度痛风石影像;MRI 的 T_1 和 T_2 加权图像呈斑点状低信号。

【诊断与鉴别诊断】

1. 诊断

男性和绝经后女性血尿酸 > 420 μmol/L(7.0 mg/dl),绝经前女性>350 μmol/L(5.8 mg/dl)可诊断为高尿酸血症。中青年男性出现特征性关节炎表现、尿路结石或肾绞痛发作,伴有高尿酸血症应考虑痛风。关节液穿刺或痛风石活检证实为尿酸盐结晶可做出诊断。X 线、CT 或 MRI 检查对明确诊断有一定的帮助。急性关节炎期诊断有困难者,秋水仙碱试验性治疗有诊断意义。

2. 鉴别诊断

(1) 继发性高尿酸血症或痛风:具有以下特点,儿童、青少年、女性和老年人多见,高尿酸血症程度较重,40%以上患者 24 h 尿尿酸排出增多、肾脏受累多见、痛风肾、尿酸结石发生率高,甚至发生急性肾衰竭,痛风性关节炎症状往往较轻或不典型,有明确的相关用药史。

(2) 关节炎:类风湿关节炎、化脓性关节炎、假性痛风等相鉴别。

(3) 肾石病:高尿酸血症或不典型痛风可以以肾结石最先表现,继发性高尿酸血症者尿路结石的发生率更高。但尿路结石能被 X 线透过而不显影,所以对尿路平片阴性而 B 超检查阳性的肾结石患者应常规检查尿酸并分析结石的性质。

（何浩明　徐承来）

第十九节　骨 质 疏 松 症

【概述】

骨质疏松症（osteoporosis,OP）是一种以骨量降低和骨组织微结构破坏为特征,导致骨脆性增加和易于骨折的代谢性骨病。按病因可分为原发性和继发性两类。继发性 OP 的原发病因明确,常由内分泌代谢疾病（如性腺功能减退症、甲亢、甲旁亢、库欣综合征、1 型糖尿病等）或全身性疾病引起。Ⅰ型原发性 OP 即绝经后的骨质疏松症,发生于绝经后女性。Ⅱ型原发性 OP 即老年性OP,见于老年人。

【病因】

主要有内分泌功能紊乱：如性腺功能减退症、肾上腺皮质功能亢进症、长期应用皮质类固醇药品、甲状腺功能亢进症、肢端肥大症。营养不良：如钙缺乏与吸收不良综合征、蛋白质缺乏、坏血病等。持发性：如绝经后骨质疏松、老年性骨质疏松、幼年性骨质疏松。另外,遗传因素影响结缔组织,如成骨不全症、尿胱氨酸血症等。

【临床表现】

1. 骨痛和肌无力

轻者无症状,仅在 X 线片或骨质密度（BMD）测量时发现。轻者常诉腰痛、乏力或全身骨痛。有时疼痛加重,有畸形或骨折阳性体征。

2. 骨折

常因轻微活动、创伤、弯腰、负重挤压或摔倒后发生骨折。多发部位为脊柱、髋部和前臂,其他部位也可发生。

3. 并发症

驼背和胸廓畸形者常伴有胸闷、气短、呼吸困难,甚至发绀等表现。肺活量、肺最大换气量和心输血量下降,常易并发上呼吸道感染和肺部感染。

【检验诊断】

（1）骨质疏松无生化异常，但由于长期不活动导致快速骨脱钙（高尿钙），血钙可不正常，血磷在服用皮质醇时降低，而在肢端肥大症时升高，AKP 在新近骨折时可升高。

（2）甲状腺功能亢进时以及类固醇激发的骨质疏松时，尿钙也可增高。

（3）血细胞因子测定：IL－2 降低，IL－18、IL－32 升高。

【诊断与鉴别诊断】

1. 诊断

诊断线索：

（1）绝经后双侧卵巢功能切除后的女性；

（2）不明原因的慢性腰背疼痛；

（3）身材变矮或脊椎畸形；

（4）脆性骨折史或脆性骨折家族史；

（5）存在各种 OP 危险因素，如高龄、吸烟、制动低体重、长期卧床、服用糖皮质激素等。根据体征、X 线摄片或 BMD 测定，结合 CT 或 MRI 扫描，其诊断并不困难。

2. 鉴别诊断

（1）老年性 OP 与 PMOP 鉴别：在排除继发性 OP 后，老年女性患者要考虑 PMOP、老年性 OP 或两者合并存在的可能，可根据既往病史，BMD 和骨代谢生化指标结果予以鉴别。

（2）内分泌性 OP：根据需要，选择必要的生化或特殊检查逐一排除。甲旁亢者的骨骼改变主要为纤维囊性骨炎，早期可仅表现为低骨量或 OP，测定血 PTH、血钙和血磷一般可予鉴别。如仍有困难可行特殊影像学检查或动态试验。其他内分泌疾病均因本身的原发病表现较为明显，鉴别不难。

（3）血液系统疾病：血液系统肿瘤的骨损伤有时可酷似原发性 OP 或甲旁亢，此时有赖于血 PTH、PTH 相关蛋白（PTHrp）和肿瘤特异性标志物测定进行鉴别。

（4）原发性或转移性骨肿瘤：转移性骨肿瘤（如肺癌、前列腺癌、胃肠癌等）或原发性骨肿瘤（如多发性骨髓瘤、骨肉瘤和软骨肉瘤等）的早期表现可酷似 OP。当临床高度怀疑为骨肿瘤时，可借助骨扫描或 MRI 扫描明确诊断。

（5）结缔组织病：成骨不全的骨损害特征是骨脆性增加，多数是由于Ⅰ型胶原基因突变所致，临床表现依缺陷的类型和程度而异，轻者可仅表现OP而无明显骨折，必要时可借助影像学检查或Ⅰ型胶原基因突变分析予以鉴别。

（6）其他继发性OP：如原发性甲旁亢、原发性甲旁减、肾性骨病、类固醇性骨质疏松症、佝偻病或骨软化等可以根据临床表现和实验室系列性生化检查予以鉴别。

（张　铭　袁小松）

第二十节　自身免疫甲状腺炎

【概述】

自身免疫甲状腺炎（autoimmune thyroiditis，AIT）主要包括4种类型：① 甲状腺肿型，过去称慢性淋巴细胞性甲状腺炎或桥本甲状腺炎（Hashimotothyroiditis，HT）；② 甲状腺萎缩型，即萎缩性甲状腺炎（atrophic thyroiditis，AT）；③ 无症状性甲状腺炎（silent thyroiditis），也称无痛性甲状腺炎（painless thyroiditis），本型临床病程与亚急性甲状腺炎相似，但是无甲状腺疼痛；④ 产后甲状腺炎（postparturn thyroiditis，PPT）。AIT Graves病和Graves眼病都属于自身免疫性甲状腺病（AITD），病因都是源于甲状腺自身免疫病。本节重点介绍桥本甲状腺炎（HT）。

【病因】

HT是公认的器官特异性自身免疫病，具有一定的遗传倾向。本病的特征是存在高滴度的甲状腺过氧化物酶抗体（TPOAb）和甲状腺球蛋白抗体（TgAb）。TPOAb具有抗体依赖介导的细胞毒（ADCC）作用和补体介导的细胞毒作用。细胞毒性T细胞和Th1型细胞因子也参与了炎症损伤过程。甲状腺刺激激素（TSH）受体刺激阻断性抗体（TSBAb）占据TSH受体，促进了甲状腺的萎缩和功能低下。碘摄入量是影响本病发生发展的重要环境因素，随碘摄入量的增加，本病的发病率显著增加。特别是碘摄入量的增加可以促进隐性的患者发展为临床甲减。

【临床表现】

本病是最常见的自身免疫性甲状腺病,国外报道患病率为 $3\%\sim4\%$,发病率男性为 $0.8/1\,000$,女性为 $3.5/1\,000$,女性发病率是男性的 $3\sim4$ 倍,高发年龄在 $30\sim50$ 岁。我国学者报道患病率为 1.6%,发病率为 $6.9/1\,000$。如果将隐性病例包括在内,女性人群的患病率高达 $1/30\sim1/10$,国内外报道女性人群的 TPOAb 的阳性率为 10% 左右。本病早期仅表现为 TPOAb 阳性,没有临床症状。病程晚期出现甲状腺功能减退的表现。多数病例以甲状腺肿或甲减症状首次接诊。HT 表现为甲状腺中度肿大、质地坚硬,而萎缩性甲状腺炎(AT)则是甲状腺萎缩。

【检验诊断】

(1) 甲状腺功能正常时,TPOAb 和 TgAb 滴度升高,为最有意义的诊断指标。

(2) 发生甲状腺功能损伤时,可出现亚临床甲减(血清 TSH 增高,TT_4、FT_4 正常)和临床甲减(血清 TSH 增高,血清 FT_4、TT_4 减低),^{131}I 摄取率减低,甲状腺扫描核素分布不均,可见"冷结节"。

(3) 甲状腺细针穿刺细胞学检查有助于诊断的确立。

【诊断与鉴别诊断】

1. 诊断

凡是弥漫性甲状腺肿大,特别是伴峡部锥体叶肿大,不论甲状腺功能是否有改变,都应怀疑 HT。如血清 TPOAb 和 TgAb 显著增高,诊断即可成立。

2. 鉴别诊断

本病需与甲状腺癌、亚急性甲状炎和产后甲状腺炎相鉴别。

(蒋　健　张一鸣)

第二十一节　甲状腺结节

【概述】

甲状腺结节(thyroid modules)是临床常见病。流行病学调查显示:碘充足地区男性 1% 和女性的 5% 在触诊中发现甲状腺结节,应用高清晰度 B 超检查,在随机选择的人群中,甲状腺结节的检出率高达 19%～67%,女性和老年人群更为多见,检查甲状腺结节的目的是排除或发现甲状腺癌。甲状腺癌在甲状腺结节中的发现率为 5%～10%,根据年龄、性别、放射接触史、家庭史和其他因素各异。

【病因】

良性甲状腺结节的病因包括:良性腺瘤,局灶性甲状腺炎,多结节性甲状腺肿的突出部分,甲状腺、甲状旁腺和甲状腺舌管囊肿,单叶甲状腺发育不全导致双侧叶增生,手术后或 ^{131}I 治疗后甲状腺残余组织的瘢痕和增生等。除甲状腺组织增生和少数滤泡状腺瘤外,以上原因的结节在核素扫描时都表现为"冷结节"。

【临床表现】

甲状腺结节是甲状腺内的独立病灶。这个病灶可以触及,或者在 B 超检查下发现这个病灶有区别于周边组织。B 超检查未能证实的结节,即使可以触及,也不能诊断为甲状腺结节。

未触及的结节与可以触及的相同大小的结节具有同等的恶性危险。主要对直径超过 1 cm 的结节做检查,因为这样的结节有甲状腺癌的可能。对于直径<1 cm 的结节,如果 B 超有癌性征象、有头颈部放射治疗史和甲状腺癌的家族史时也要进一步检查。

体检集中于甲状腺和颈部淋巴结。与甲状腺癌相关的病史包括:头颈部放射治疗史、骨髓移植的全身放射、一级亲属的甲状腺癌家属史、迅速增长的结节、声音嘶哑、声带麻痹。而同侧颈部淋巴结肿大,结节固定于外周组织则是癌性结节的征象。

【检验诊断】

1. 血清 TSH

如果 TSH 减低,提示结节可能分泌甲状腺激素。进一步做甲状腺核素扫描,检查结节是否具有自主功能。有功能的结节恶性的可能性极小,不必再做细胞学检查。如果血清 TSH 增高,提示存在桥本甲状腺炎伴甲状腺功能减退,需要进一步测定甲状腺自身抗体和甲状腺细针抽吸细胞学检查。

2. 甲状腺 B 超检查

甲状腺 B 超检查是确诊甲状腺结节的必要检查。它可以确定结节的体积,是否囊样变和癌性征象。癌性征象包括：结节微钙化,实体结节的低回声和结节内血管增生。一般认为无回声病灶和均质性高回声病灶癌变危险低。

3. 甲状腺核素扫描

经典使用的核素是^{131}I、^{123}I、^{99m}Tc。根据甲状腺结节摄取核素的多寡,划分为"热结节""温结节"和"冷结节"。因为大多数良性结节和甲状腺癌一样吸收核素较少,成为所谓的"冷结节"和"凉结节",所以诊断价值不大。仅对甲状腺自主高功能腺瘤(热结节)有诊断价值。后者表现为结节区浓聚核素,结节外周和对侧甲状腺无显像,这种肿瘤是良性的。

4. 血清甲状腺球蛋白(Tg)

Tg在许多甲状腺疾病时升高,诊断甲状腺癌缺乏特异性和敏感性。

5. 血清降钙素

该指标可以在疾病早期诊断甲状腺癌细胞增生和甲状腺髓样癌。

6. 甲状腺细针抽吸细胞学检查(FNAC)

FNAC是诊断甲状腺结节最准确、最经济的方法。FNAC结果与手术病理结果有90%的符合率。仅有5%的假阴性率和5%的假阳性率。当然符合率取决于操作者的成功率,差异较大。FNAC有4个结果：

(1) 恶性结节;

(2) 疑似恶性结节,主要是滤泡状甲状腺肿瘤,这类结节中15%是恶性的,85%是良性的,依靠细胞学检查区分它们是不可能的;

(3) 良性结节;

(4) 标本取材不满意。后一种情况需要在B超引导下重复穿刺。多结节甲状腺肿与单发结节具有相同恶变的危险性。如果仅对大的结节行FNAC,往往容易使甲状腺癌漏诊。这时B超的检查显得重要,FNAC要选择具有癌性征象的结节穿刺。

【诊断与鉴别诊断】

1. 诊断

FNAC提示手术的指征：

(1) 恶性结节;

(2) 实体结节,FNAC多次取材不满意;

(3) 疑似恶性结节;

（4）某些结节,特别是有囊样变者,标本取材总是不满意,手术往往证实是恶性。左甲状腺素(L-T$_4$)抑制试验对鉴别结节的性质有帮助。L-T$_4$抑制血清 TSH 的水平以后,良性结节可以缩小,恶性结节则无变化。另外,结节直径超过 2 cm、结节坚硬和年轻病例都提示有癌性结节。

甲状腺结节需要随访。结节增大是恶性的提示,也是重复 FNAC 检查的指征。B 超的准确性优于触诊,所以主张应用 B 超随访结节的增长情况。对于"增长"尚无明确的定义。但是体积增加 20%或者径线增加 2 mm,都是再行FNAC 检查的指征。

2. 鉴别诊断

本病需与甲减、甲状腺癌等疾病相鉴别。

（蒋　健　崔文贤）

第二十二节　水、钠代谢失常

【概述】

水、钠代谢失常是相伴发生的,单纯性水(或钠)增多或减少极为少见。临床上多分为失水(water loss)、水过多(water excess)、低钠血症(hyponatremia)和高钠血症(hypernatremia)等数种。

【病因】

失水是指体液丢失所造成的体液容量不足。根据水和电解质(主要是Na$^+$)丢失的比例和性质,临床上将失水分为高渗性失水、等渗性失水和低渗性失水 3 种。

1. 高渗性失水

水摄入不足：

（1）昏迷、创伤、拒食、吞咽困难、沙漠迷路、海难、地震等致淡水供应断绝。

（2）脑外伤、脑卒中等致渴中枢迟钝或渗透压感受器不敏感。水丢失过多：① 中枢性尿崩症、肾性尿崩症、非溶质性利尿药；② 糖尿病酮症酸中毒、非酮症性高渗性昏迷、高钙血症等致大量水分从尿中排出；③ 长期鼻饲高蛋白流质等所致的溶质性利尿（鼻饲综合征）；④ 使用高渗葡萄糖溶液、甘露醇、山梨醇、尿素等脱水药物致溶质性利尿。肾外丢失：① 环境高温、剧烈运动、高热等大量出汗；② 烧伤开放性治疗丢失大量低渗液；③ 哮喘持续状态、过度换气、气管切开等使肺呼出的水分明显增多（2～3倍）。水向细胞内转移：剧烈运动或惊厥使细胞内小分子物质增多，渗透压增高，水转入细胞内。

2. 等渗性失水

（1）消化道丢失：呕吐、腹泻、胃肠引流（减压、造瘘）或肠梗阻等致消化液丢失。

（2）皮肤丢失：大面积烧伤、剥脱性皮炎等渗出性皮肤病变。

（3）组织间液储积：胸、腹腔炎性渗出液的引流，反复大量放胸腔积液、腹水等。

3. 低渗性失水

（1）补充水分过多：高渗性或等渗性失水时，补充过多的水分。

（2）肾丢失：过量使用噻嗪类、依他尼酸、呋塞米等排钠性利尿药；肾小管中存在大量不被吸收的溶质（如尿素），抑制钠和水的重吸收；失盐性肾炎、急性肾衰竭多尿期、肾小管性酸中毒、糖尿病酮症酸中毒；肾上腺皮质功能减退症。

【临床表现】

1. 高渗性失水

（1）轻度失水：失水多于失钠，细胞外液容量减少，渗透压升高。当失水量相当于体重的2％～3％时，因渴感中枢兴奋而口渴，刺激抗利尿激素释放，水重吸收增加，尿量减少，尿密度增高。如同时伴有多饮，一般不造成细胞外液容量不足和渗透压异常，如伴渴感减退，可因缺乏渴感而发生高渗性失水。

（2）中度失水：当失水量达体重的4％～6％时，醛固酮分泌增加和血浆渗透压升高，此时口渴严重、咽下困难、声音嘶哑；有效循环容量不足、心率加快、皮肤干燥、弹性下降，进而因细胞内失水，工作效率下降、乏力、头晕、烦躁。

（3）重度失水 当失水量达7％～14％时，脑细胞失水严重，出现神经系统异常症状，如躁狂、谵妄、定向力失常、幻觉、晕厥和脱水热。当失水量超过15％时，可出现高渗性昏迷、低血容量性休克、尿闭及急性肾衰竭。

2. 等渗性失水及低渗性失水

等渗性失水时,有效循环血容量和肾血流量减少而出现少尿、口渴,严重者血压下降,但渗透压基本正常。低渗性脱水的早期即发生有效血容量不足和尿量减少,但无口渴,严重者导致细胞内低渗和细胞水肿。临床上,依据缺钠的程度大致分轻、中、重 3 度。

(1) 轻度失水:当每千克体重缺钠 8.5 mmol/L(血浆钠 130 mmol/L 左右)时,血压(收缩压)可在 100 mmHg 以上,患者有疲乏、无力、尿少、口渴、头晕等。尿钠极低或测不出。

(2) 中度失水:当每千克体重丢失钠在 8.5～12.0 mmol/L(血浆钠 120 mmol/L左右)时,血压(收缩压)降至 100 mmHg 以下,表现为恶心、呕吐、肌肉挛痛、手足麻木、静脉下陷及直立性低血压,尿钠测不出。

(3) 重度失水:当每千克体重丢失钠在 12.8～21.0 mmol/L(血浆钠 110 mmol/L左右)时,血压(收缩压)降至 80 mmHg 以下,出现四肢发凉、体温低、脉细弱而快等休克表现,并伴木僵等神经症状,严重者昏迷。

【检验诊断】

(1) 血液常规检查:RBC、Hb 浓度测定。

(2) 血清电解质测定:包括 K^+、Na^+、Cl^- 等。

(3) 尿液电解质的测定:主要是尿钠的测定。

【诊断与鉴别诊断】

1. 诊断

根据病史(钠摄入不足、呕吐、腹泻、多尿、大量出汗等)可推测失水的类型和程度,如高热、尿崩症应多考虑高渗性失水;呕吐、腹泻应多考虑低渗性或等渗性失水;昏迷、血压下降等提示为重度失水,但应做必要的实验室检查来证实。

(1) 高渗性失水:中度、重度失水时,尿量减少,除尿崩症外,尿密度、血红蛋白、平均血细胞比容、血钠(>145 mmol/L)和血浆渗透压均升高(>310 mmol/L),严重者可以出现酮症、代谢性酸中毒和氮质血症。依据体重的变化和其他临床表现,可判断失水的程度。

(2) 等渗性失水:血钠、血浆渗透压正常;尿量少,尿钠少或正常。

(3) 低渗性失水:血钠(<130 mmol/L)和血浆渗透压(<280 mmol/L)降

低,至病情晚期尿少,尿密度低,尿钠减少;血细胞比容(每增高 3% 约相当于钠丢失 150 mmol/ L)、红细胞、血红蛋白、尿素氮均增高,血尿素氮/肌酐(单位均为 mg/dl)比值>20：1(正常 10：1)。

2. 鉴别诊断

本病需与水过少和水中毒、高钠血症和其他酸碱平衡失调征相鉴别。

(蒋　健　董一善)

参 考 文 献

［1］ 王自正. 实用临床及 RIA 和 PCR 检测［M］. 北京：原子能出版社，1995.

［2］ 尹伯元. 放射免疫学分析在医学中应用［M］. 北京：原子能出版社，1991.

［3］ 何浩明. 现代检验医学与临床［M］. 上海：同济大学出版社.

［4］ 朱宪彝. 临床内分泌学［M］. 天津：天津科学技术出版社，1993.

［5］ 高研. 现代内分泌疾病诊疗手册［M］. 北京：北京医科大学，中国协和医科大学联合出版社，1998.

［6］ 张家庆. 内分泌手册［M］. 北京：人民卫生出版社，1987.

［7］ 张家驹编译. 临床内分泌生理学［M］. 北京：中国医药科技出版社，1990.

［8］ 丁振若，于文彬，等. 实用检验医学手册［M］. 北京：人民军医出版社，2008.

［9］ 陆再英，钟南山. 内科学［M］. 北京：人民卫生出版社，2012.

［10］ 柏树令，应大君. 系统解剖学［M］. 北京：人民卫生出版社，2013.

［11］ 孙龙安. 医学特种检验与实验室诊断［M］. 北京：人民军医出版社，2002.

［12］ 何浩明. 新编糖尿病防治必读［M］. 上海：同济大学出版社.

［13］ 王振生，赵昌峻. 实验诊断手册［M］. 杭州：浙江科学技术出版社，1991.

中英文名词索引

17α-羟孕酮(17 - α - hydoxy progesterone,17α - OHP)　　49

β-促脂素(β - lipotropin,β - LPH)　　83

β-内啡肽(β - endorphin,β - EP)　　83

A

APUD(amine precursor uptake and decarboxylation)　　29

阿迪森病(Addison disease)　　38

癌荃因(onco gen)　　5

B

BB 型磷酸肌酸激酶(creatine kinase BB,CK - BB)　　74

半导体纳米微晶粒(semiconductornamocrystal)　　111

表面胞质基因组共振(surface plasmon resonance,SPR)　　116

C

Conn 综合征(Conn syndrome)　　37

产后甲状腺炎(postparturn thyroiditis,PPT)　　169

充电连接装置(charge coupled device,CCD)　　112

垂体性侏儒症(pituitary dwarfism)　　143

雌二醇(estradiol,E$_2$)　　50

雌三醇(estriol,E$_3$)　　51

雌酮(estrone,E$_1$)　　52

促黄体生成素(luteinizing hormones,LH)　　79

促黄体生成素释放激素(luteinizing releasing hormone,LRH)　　85

促甲状腺激素(thyroid-stimulating hormone,TSH)　　78

促甲状腺激素释放激素(thyrotropin-releasing hormone,TRH)　　58

促甲状腺素(thyroid-stimulating hormone,TSH)　　58

促卵泡激素(follicle stimulating hormone,FSH)　　80

促肾上腺皮质激素(adrenocorticotropic hormone,ACTH)　　82

促肾上腺皮质激素释放激素（corticotropin-releasing hormone，CRH）　85

催产素（oxytocin，OT）　81

催乳素（prolactin，PRL）　77

D

单纯性甲状腺肿（simple goiter）　119

胆囊收缩素（cholecystokinin，CCK）　69

低钠血症（hyponatremia）　173

低血糖症（hypoglycemia）　152

电化学生物传感器（eldctrochemical biosensor）　116

多囊卵巢综合征（polycystic ovaricm syndrome，PCOS）　156

F

放射免疫分析（radio immunoassay，RIA）　107

肥胖症（obesity）　141

G

钙调素（calmodulin，CaM）　90

高钠血症（hypernatremia）　173

高尿酸血症（hyperuricemia）　164

骨 γ-羟基谷氨酸蛋白（osteocalcin，BGP）　65

骨质疏松症（osteoporosis，OP）　167

光学生物传感器（optical biosensor）　115

H

环磷酸胞嘧啶核苷（cycliccytosine monophophate，cCMP）　63

环磷酸鸟嘌呤核苷（cyclic guanosine monophosphate，cGMP）　62

J

甲状旁腺（parathyroidgland）　18

甲状旁腺功能亢进症（hyperparathyroidism）　128

甲状旁腺激素（parathyroid hormone，PTH）　59

甲状腺（thyroid gland）　16

甲状腺功能减退症（hypothroidism）　126

甲状腺功能亢进症（hyprehyroidisin）　120

甲状腺结节（thyroid modules）　170

降钙素基因相关肽（calcitonin generelated peptide，CGRP）　70

近分泌（juxtacrine）　5

精氨酸加压素（arginine vasopressin，AVP）　81

K

抗核糖体（ribosome）　113

抗利尿（antidiuretic hormone，ADH）　81

抗着丝粒（centromere）　113

库欣病（Cushing disease，Cushing 病）　154

库欣综合征（Cushing syndrome）　37

L

量子点（quantum dots，QD）　111

M

酶联免疫斑点技术（enzyme-linked immunospot，ELIspot）　109

酶联免疫吸附技术（enzyme-linked immunosorbant assy，ELISA）　109

酶免疫测定技术（enzyme immunoassay，EIA）　107

免疫斑点（immundot，ID）　109

免疫球蛋白（immunoglobulin，Ig）　109

免疫印迹（immunoblotting，IB）　109

N

男性睾酮（testosterone，T）　46

脑垂体（hypophysis）　13

脑钠素（brain natriuretic peptide，BNP）　67

内皮素（endothein，ET－1）　65

尿 17－羟皮质类固醇（17－hydroxcortisteriods，17－OHCS）　43

尿崩症（diabetesinsipidus，DI）　133

P

旁分泌（paracrine）　5

Q

前列腺的酸性磷酸酶（protaticacid phosphatase，PAP，vcb ACP2）　72

前列腺素（prostaglandin，PG）　74

桥本甲状腺炎（Hashimotothyroiditis，HT）　169

醛固酮（aldosterone，ALD）　40

R

人降钙素(calcitonin,CT)　60

S

神经降压素(neurotensin,NT)　71

肾上腺(adrenal gland)　19

生长激素(growth hormone,GH)　76

生长激素缺乏性侏儒症(growch Gormme deficiency dwarfism, GHD)　143

生长激素释放激素(growth hormone releasing hormone,GHRH)　86

生长介素(somatomedin,SM)　69

生长抑素(somatostatin,SS)　5

生物芯片(biochip)　116

失水(water loss)　173

实时定量 PCR 技术(reat timePCR,RT－PCR)　115

嗜铬细胞瘤(pheochromocytoma)　145

双氢睾酮(dihydrotestosterone,DHT)　47

水过多(water excess)　173

松果体(pineal body)　25

松果体隐窝(pineal recess)　25

T

糖尿病(diabetes mellitus)　135

痛风(gout)　164

脱氢表雄固酮(dchydroepiandrosterone,DHA)　48

W

萎缩性甲状腺炎(atrophic thyroiditis,AT)　169

蜗形体(cochle-some)　19

无痛性甲状腺炎(painless thyrolditis)　169

无症状性甲状腺炎(silent thyroiditis)　169

X

细胞表型(cellrlar phenotype)　108

细胞因子(cytokine,CK)　109

心房利钠多肽(atrial natriuretic polypeptide,ANP)　66

胸腺小体(hussall bodies,哈索尔小体)　28

血管活性肠肽(vasoactive intestinal polypeptide,VIP)　67

血清中去氢表雄酮(dehydroepiandrosterone,DHEA)　49

血栓素(thromboxane,TXA$_2$)　76

Y

压电生物传感器(piezoelectric biosensor)　115

胰岛(pancreatic islets)　22

胰岛素原(proinsulin)　90

胰多肽(pancreatic polypeptide,PP)　68

胰高血糖素(glucagon)　89

荧光(fluorescence)　116

荧光素标记技术(fluorescent antibody technique)　107

游离甲状腺素(free thyroxine,FT$_4$)　56

游离型的 T$_3$(free T$_3$)　57

原发性醛固酮增多症(primary aldosteronism)　149

孕酮(progesterone,P)　52

Z

支持细胞(sertoli cell)　25

肢端肥大症(acromegaly)　147

自分泌(autocrine)　5

自身免疫甲状腺炎(autoimmune thyroiditis,AIT)　169